脊柱外科简明手术图谱

Pocket Atlas of Spine Surgery
Second Edition

编 著
Kern Singh · Alexander R. Vaccaro

主 审
邓幼文

主 译
苗惊雷 · 李劲松 · 陈世杰 · 王卫国

上海科学技术出版社

图书在版编目（ＣＩＰ）数据

脊柱外科简明手术图谱 /（美）克恩·辛格
(Kern Singh)，（美）亚历山大·R. 瓦卡罗
(Alexander R. Vaccaro) 编著；苗惊雷等主译. -- 上
海：上海科学技术出版社，2023.1
　　书名原文：Pocket Atlas of Spine Surgery
(Second Edition)
　　ISBN 978-7-5478-5636-9

　　Ⅰ. ①脊… Ⅱ. ①克… ②亚… ③苗… Ⅲ. ①脊柱病
－外科手术－图谱 Ⅳ. ①R681.5-64

中国版本图书馆CIP数据核字(2022)第167179号

Copyright © 2018 of the original English language edition by Thieme Medical Publishers,
Inc., New York, USA
Original title: Pocket Atlas of Spine Surgery, 2/e
by Kern Singh / Alexander R. Vaccaro
Illustrations drawn by Andrea Hines

上海市版权局著作权合同登记号 图字：09-2019-162 号

脊柱外科简明手术图谱

编著　Kern Singh　　Alexander R. Vaccaro

主审　邓幼文

主译　苗惊雷　李劲松　陈世杰　王卫国

上海世纪出版（集团）有限公司
上 海 科 学 技 术 出 版 社　出版、发行
（上海市闵行区号景路 159 弄 A 座 9F－10F）
邮政编码 201101　www.sstp.cn
上海中华商务联合印刷有限公司印刷
开本 787×1092　1/16　印张 13.5
字数：260 千字
2023 年 1 月第 1 版　2023 年 1 月第 1 次印刷
ISBN 978－7－5478－5636－9/R·2462
定价：128.00 元

本书如有缺页、错装或坏损等严重质量问题，
请向承印厂联系调换

内容提要

本书详细介绍了脊柱外科经典的手术方式及近年来快速发展的微创手术。作者采集了大量高质量的术中图片，对手术进行分步讲解，以使读者对手术过程有清晰的认识。更重要的是，作者将术野周围的重要结构用示意图叠加的形式进行了展示，让读者好像拥有一双能"透视"的眼睛，将周围解剖结构和术野中的结构结合起来，让复杂的微创手术操作变得清晰、明了。同时，作者还根据自己的多年经验提炼出操作要点、注意事项、潜在风险和围手术期并发症等，用不同颜色方框标示出来，重点突出，便于读者记忆。

本书适合低年资脊柱外科医生阅读，也可帮助脊柱外科物理治疗师、护士及康复科医生等了解手术过程及要点。

献　词

谨以此书献给我的父亲。为人父母，我才懂得您为我所做的一切：无限的耐心，长时间的陪伴，育我成才不遗余力。

—— K. Singh

谨以此书献给我心中唯一真正的英雄——我的父亲 Alexander Vaccaro, Sr.。时至今日，您仍是我生命中的智者和引导者。

—— A. Vaccaro

译者名单

主审

邓幼文　中南大学湘雅三医院

主译

苗惊雷　中南大学湘雅三医院

李劲松　中南大学湘雅三医院

陈世杰　中南大学湘雅三医院

王卫国　中南大学湘雅三医院

参译人员

（按姓氏笔画排序）

丁质钰　中南大学湘雅三医院

王　栋　中南大学湘雅三医院

杜雨蒙　中南大学湘雅三医院

李岳湛　爱尔兰国立高威大学

黄力平　中南大学湘雅三医院

曹红庆　中南大学湘雅三医院

程　哲　中南大学湘雅三医院

曾　晋　中南大学湘雅三医院

作者名单

Kern Singh, MD

Professor

Department of Orthopaedic Surgery

Co-Director, Minimally Invasive Spine Institute

Rush University Medical Center

Chicago, Illinois

Alexander R. Vaccaro, MD, PhD

Richard H. Rothman Professor and Chairman

Department of Orthopaedic Surgery

Professor of Neurosurgery

Thomas Jefferson University and Hospitals

President, The Rothman Institute

Philadelphia, Pennsylvania

中文版序一

　　欣闻 *Pocket Atlas of Spine Surgery (Second Edition)* 中文版由中南大学湘雅三医院邓幼文教授组织其团队翻译出版，谨致祝贺，期待此书能为广大脊柱外科医生掌握脊柱外科手术提供一定的指导和帮助。

　　"奇文共欣赏，疑义相与析。"读完本书后总觉得似曾相识，书中的某些要点与鄙见不谋而合。近几十年来，脊柱外科手术学发展非常迅速，出现了多种多样的新技术、新观点及新的脊柱内固定器械，包括手术导航技术、微创技术及最前沿的骨科手术机器人等。与此同时，也逐渐积累沉淀形成了一些较为经典的手术方式。各种术式均有其优缺点，但脊柱外科手术的成败，在很大程度上取决于对手术适应证、手术细节的正确把握及对术后并发症的正确认识和预防，而本书在这些细节上都做得很好。

　　本书由 Kern Singh 和 Alexander R. Vaccaro 两位教授根据自身多年的经验编写。在书中，作者对目前脊柱外科的一些经典手术方式进行了简明扼要的介绍，内容涉及颈椎、胸椎、腰椎的开放及微创手术。本书采用手术照片与内部解剖示意图叠加的形式，通过分步描述手术过程，向读者清晰地展现了手术步骤及细节，同时对术前的注意事项、手术过程中的潜在风险及术后的并发症等均做了充分的分享。本书内容简洁明了，生动形象，通俗易懂，实用性很强，是一本优秀的手术指导用书，非常适合正在实践的广大脊柱外科和神经外科中青年学者们阅读，特此推荐。

　　最后，衷心感谢邓幼文教授、苗惊雷教授、李劲松教授等译者们为此付出的辛勤而有意义的劳动。

邱勇

南京鼓楼医院

2022 年 1 月于南京

中文版序二

很荣幸能够受邀为 *Pocket Atlas of Spine Surgery (Second Edition)* 中文版撰写序言。

"工欲善其事，必先利其器。"解剖基础是成为外科医生必备的基石，离开解剖，就谈不上外科，但要想成为一名优秀的脊柱外科医生，则还需要良好的临床思维和诊疗理念。目前脊柱外科发展迅速，诊疗技术日新月异，治疗方式也推陈出新。诊断技术已由从前的经验判断发展到现在的智能诊断，而治疗方面已由以前的卧床、药物保守治疗发展到现在的手术机器人辅助微创技术。技术在发展，方法在更新，但是人体的解剖结构没有变，再先进的技术也离不开人体的解剖基础。在本书中，作者把临床手术图片与人体解剖示意图相叠加，以解剖突显技术，将手术关键步骤清晰地展现在读者面前，并且在介绍手术步骤的同时把局部解剖可能存在的陷阱进行了很好的阐述，为读者揭示了手术操作可能的风险。另外，在每一章的最后，作者还对手术并发症及其产生原因、预防等都做了简要的分享，让读者在学习完相关知识后真正懂得解剖对于外科的重要性。

正所谓"凡事预则立，不预则废"，只有认识到解剖结构，了解到操作过程中可能的风险，做好充足的预防，才能保证手术的成功。本书内容形象简洁，易于理解，是一本优秀的临床手术技术图谱，对于中青年学者而言，无疑是快速看懂手术和获取手术技巧的指南。正如原著作者在前言中所言，本书的适用范围不但包括脊柱外科医生、神经外科医生、外科住院医师及专科住院医师，也包括手术助理、护理团队及其他脊柱外科相关人员。

最后，感谢中南大学湘雅三医院脊柱外科邓幼文教授、苗惊雷教授和李劲松教授的邀请，同时也非常赞许邓幼文教授及其译者团队为本书所付出的努力。相信本书必将成为年轻医生脊柱外科实践中随身携带的好帮手。

吕国华

中南大学湘雅二医院

2022 年 1 月于长沙

中文版前言

———

Kern Singh 和 Alexander R. Vaccaro 教授在脊柱外科领域有极高的声誉，本书凝聚了他们几十年的经验和心血。

本书按照解剖部位分章，介绍了颈椎、胸椎、腰椎、骶椎的经典手术方式。针对每一种术式，作者从术前准备、手术切口选择、解剖层次、神经界面、具体操作步骤及注意事项、可能存在的陷阱和并发症等方面进行了清晰的讲解和细致的描述。尤其在手术步骤的介绍中，作者采用手术视野照片与解剖绘图相叠加的模式，让手术操作的细节及与周围结构的毗邻关系得以更加明晰地呈现，原本复杂的操作变得一目了然。我在研读此书时，颇有身临其境之感。

由此，我们也迫切地希望将本书与同道分享。本书的翻译可能尚有不足之处，恳请同道不吝赐教。

邓幼文

中南大学湘雅三医院脊柱外科

2022 年 1 月 1 日

英文版序

Kern Singh 和 Alexander R. Vaccaro 是两位富有感召力的脊柱外科医生，同时也是我的同事和好朋友。感谢他们为我们带来了这部呕心沥血之作。多年以来，在与他们的交流中，我学习到了很多脊柱外科手术方面的经验。而在本书中，他们把不同的观点予以提炼，更加实用，读之会有惊喜的发现。

本书为脊柱外科医生提供了高效的技术指导。通过清晰的手术照片与周围解剖叠加的图片，作者将手术关键步骤清晰地展现在读者面前。作者通过简明扼要的文字展现了手术细节、解剖考量和经验教训，读之即可致用。每一章的总结部分高度概括了与手术并发症相关的内容，值得精读。

我谨对 Kern Singh 和 Alexander R. Vaccaro 的优秀作品和在脊柱外科领域的贡献表示赞赏。我认为这是一本脊柱外科医生必备的手册，读者从中可以获益良多。

Frank Schwab，MD

Chief, Spine Service

Hospital for Special Surgery

Professor of Orthopaedic Surgery

Weill Cornell Medical College

New York, New York

英文版前言

这本脊柱外科图谱被设计成手册的形式，便于脊柱外科医生带入手术室。本书的高清照片使读者身临其境，直视术野；同时，还将术野中不能直接显露的结构，用叠加解剖示意图的形式予以展示。对脊柱复杂解剖结构进行这种形式的展示，更加有利于理解手术操作，这一点在微创手术中尤为重要。本书可以帮助术者在术前做到胸有成竹。书中不但描述了手术技术，还罗列了诸多经验教训、常见并发症及其规避方法，可以帮助读者顺利开展手术。

在英文版第2版中，我们增添了一些新的内容，如增加了横断位的解剖图片以更好地描述手术入路，添加了术后随访影像学资料。对于体表解剖标志、可能的陷阱和常见并发症进行了详尽的介绍，这有利于手术后的观察和读者手术技术的进一步提高。最后，考虑到脊柱外科技术的快速发展，我们对不少内容进行了更新，并提供了延伸阅读的资料。

这本图谱的读者范围不但包括脊柱外科、神经外科的住院医师及专科医师，也包括手术助理、护理团队及其他脊柱外科相关的人员。我们希望这本图谱可以帮助读者进一步理解复杂的脊柱外科手术。

致 谢

我们要感谢所有协助完成本书的人。特别感谢 Brittany Haws 和 Benjamin Khechen 为本书付出的一切。

目 录

—

1 颈椎前路椎间盘切除椎间融合术

Anterior Cervical Diskectomy and Fusion

■ 颈椎前路标准体位

适应证

- 颈椎间盘突出切除。
- 唇样骨赘切除。
- 颈椎椎间融合。
- 肿瘤切除。
- 感染和脓肿清除。

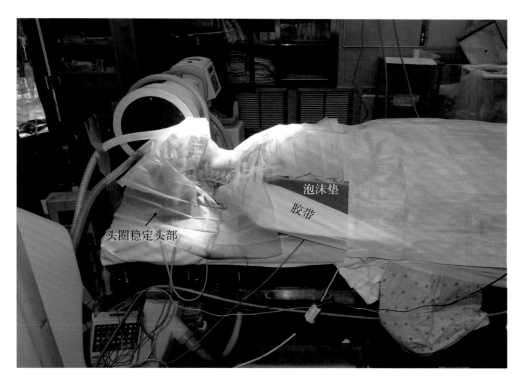

- 枕后垫头圈，平对肩胛骨垫小枕或布卷，使颈部轻度后仰。对于存在颈脊髓受压或脊髓病变的患者，切忌过度后仰。胶带将患者肩部往背侧轻拉，以利于显露下颈椎。肘部用泡沫垫保护，防止尺神经损伤。

术前注意事项

　　熟悉体表解剖标志有助于我们选择合适的手术切口。通常，舌骨平对 C3 椎体，甲状软骨覆盖 C4-C5 椎间隙，环状软骨平对 C6 椎体。术中颈椎侧位片确定椎间隙。定位针应该置入椎体而非椎间隙，防止错判椎间隙导致椎间盘的退变。

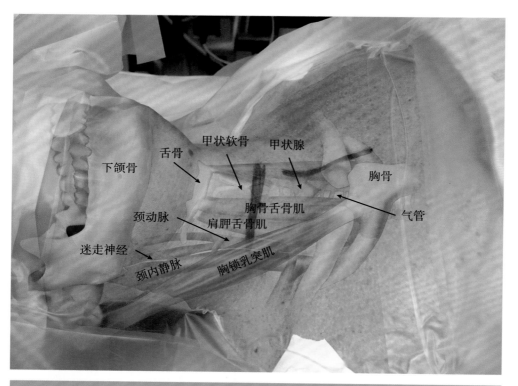

体表标志

- 下颌下角：C2-C3。
- 舌骨：C3。
- 甲状软骨：C4-C5。
- 环状软骨：C6。

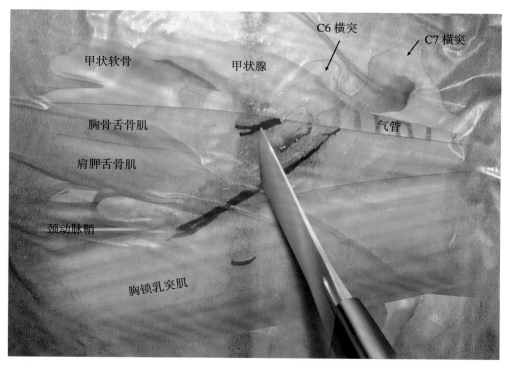

- 胸锁乳突肌内侧做横行切口。
- 根据术者习惯选择左侧或右侧切口。

神经平面

  浅层无神经平面。切开皮肤、皮下筋膜后可见颈阔肌，内有表浅神经支穿行。

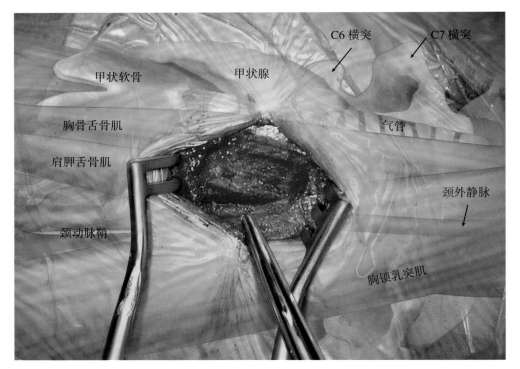

- 皮肤与颈阔肌一并切开。
- 颈外静脉有助于辨认气管食管鞘。

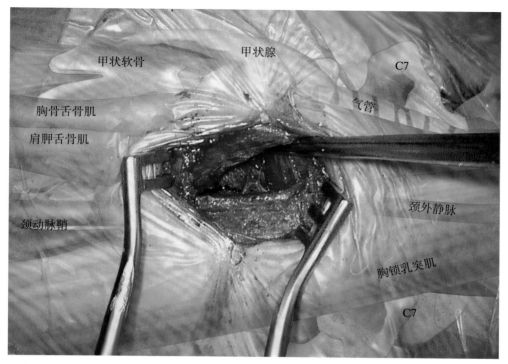

- 胸锁乳突肌及颈动脉鞘向外侧牵开。
  - 颈动脉鞘内容物:
    - 颈内静脉。
    - 颈动脉。
    - 迷走神经。
- 气管食管鞘向内侧牵开。
  - 胸骨舌骨肌、胸骨甲状带肌和甲状腺均向内侧牵开。
  - 喉返神经位于气管食管鞘内。

潜在风险

　　胸锁乳突肌的前缘对颈动脉鞘起到保护作用,使用自动牵开器时有损伤颈动脉鞘内容物的风险。

神经平面

　　副神经(第XI对脑神经)和颈部带肌支配神经(C1、C2、C3)穿行于胸锁乳突肌。

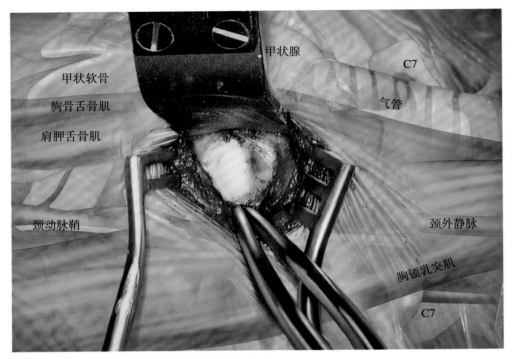

甲状腺

C7

甲状软骨

胸骨舌骨肌

肩胛舌骨肌

气管

颈动脉鞘

颈外静脉

胸锁乳突肌

C7

- 颈长肌向两侧推开，暴露椎间隙。
- 尖刀或电刀切开纤维环。

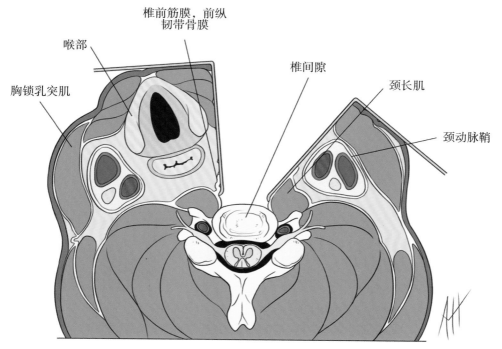

椎前筋膜，前纵
韧带骨膜

喉部

胸锁乳突肌

椎间隙

颈长肌

颈动脉鞘

横断面：胸锁乳突肌和颈动脉鞘向外侧牵开，气管食管鞘向内侧牵开。颈长肌自椎体骨膜下剥离，暴露椎间盘和椎体前缘。

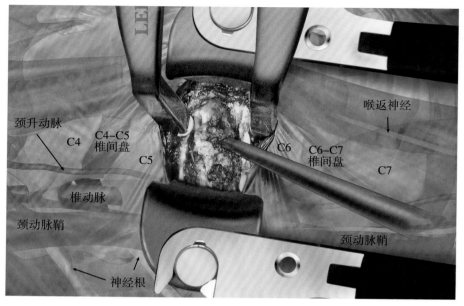

- 直角和弯头刮匙清理椎间盘组织。
- Caspar 针用来牵开椎间隙，有利于暴露椎体后缘。

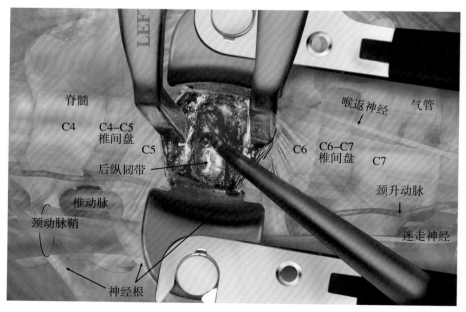

- 尖刮匙或神经根钩配合 1 mm Kerrison 枪钳，切除后纵韧带。
  - 6-0 角度刮匙可置于唇样骨赘后方，将其清除。

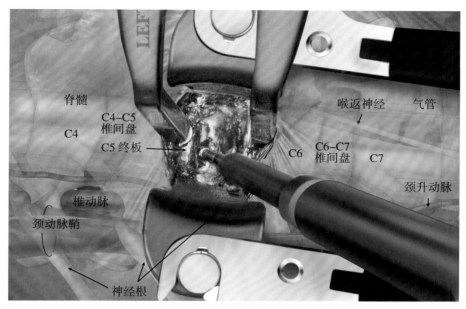

- 高速磨钻打磨终板皮质。
  - 磨钻打磨后，上下终板趋于平行，改善植入骨块与终板间骨性接触。

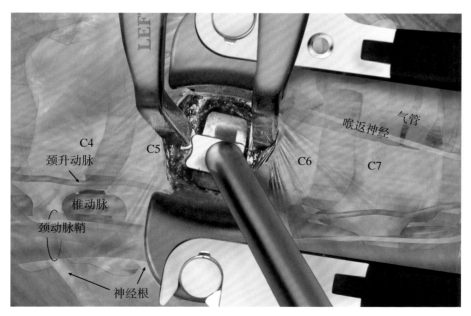

- 用试模来评估椎间隙高度。

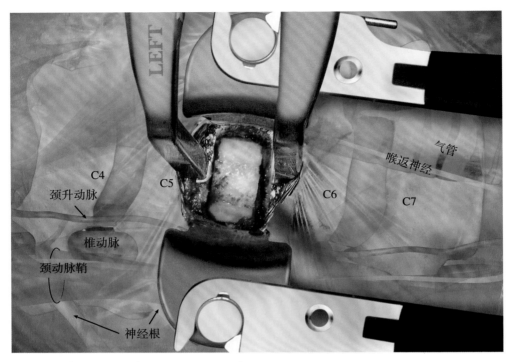

- 将大小合适的骨块轻柔地置入椎间隙。
  - 取出 Caspar 钉，椎间隙回缩夹持骨块。
    - 骨蜡封住钉道以控制出血。

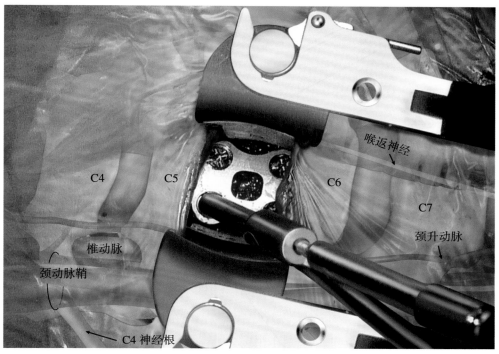

- 安装颈椎前路板。
  - 为避免干扰邻近节段椎间盘，使用的板应尽量短。

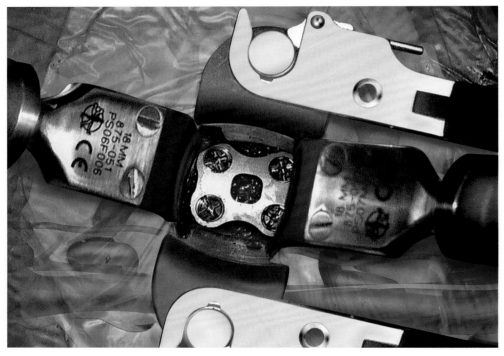

- 通过测量选用 12~16 mm 长度颈椎螺钉，用来固定钛板。
- 外科医生根据习惯，选用固定或可变角度螺钉，控制切迹。

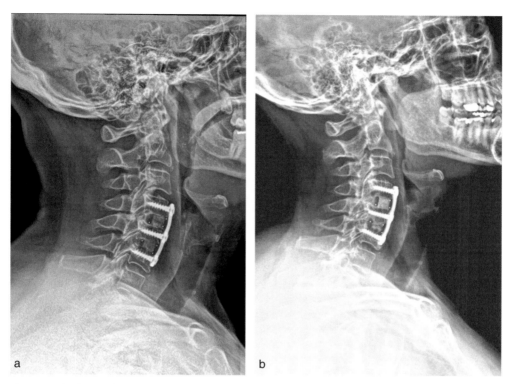

术后 X 线片：a. 术后 6 周，螺钉位置良好。b. 术后 6 个月，显示确切的融合。

围手术期并发症

- 霍纳综合征：
  - 交感神经或星状神经节损伤或激惹。
  - 上睑下垂，缺汗综合征，瞳孔缩小和对光反射消失。
  - 预防：
    - 颈长肌放置拉钩时，务必行骨膜下剥离。
- 声嘶：
  - 喉返神经损伤。
    - 左侧喉返神经——起自主动脉弓，走行于气管食管之间。
    - 右侧喉返神经——起自右侧锁骨下动脉，由外向内靠近气管食管鞘。
  - 预防：
    - 牵开器放置在颈长肌内侧。
- 吞咽困难：
  - 食管过度牵拉。
  - 危险因素：
    - 牵拉时间过长。
    - 上位颈椎（C3-C4 或以上节段）。
    - 患者术前存在吞咽困难。
    - 女性患者。
  - 预防：
    - 术中间断放松自动牵开器；放置颈椎牵开器后，适当降低气管导管套囊压力。
- 咽后间隙血肿：
  - 术后组织进行性水肿和出血。
  - 呼吸困难和切口肿胀为特征。
  - 预防：
    - 放置切口引流管。
    - 高龄、吸烟史或多节段手术。
  - 治疗：
    - 急诊减压手术。
- 假关节形成：
  - 椎间融合失败。
  - 危险因素：
    - 多节段手术。
    - 吸烟。
    - 糖尿病。

■ 推荐阅读

[1] Singh K, Marquez-Lara A, Nandyala SV, Patel AA, Fineberg SJ. Incidence and risk factors for dysphagia after anterior cervical fusion. Spine 2013;38(21):1820–1825

[2] Riley LH III, Vaccaro AR, Dettori JR, Hashimoto R. Postoperative dysphagia in anterior cervical spine surgery. Spine 2010;35(9, Suppl):S76–S85

[3] Basques BA, Bohl DD, Golinvaux NS, Yacob A, Varthi AG, Grauer JN. Factors predictive of increased surgical drain output after anterior cervical discectomy and fusion. Spine 2014;39(9):728–735

[4] Stachniak JB, Diebner JD, Brunk ES, Speed SM. Analysis of prevertebral soft-tissue swelling and dysphagia in multilevel anterior cervical discectomy and fusion with recombinant human bone morphogenetic protein-2 in patients at risk for pseudarthrosis. J Neurosurg Spine 2011;14(2):244–249

2 颈椎前路椎体次全切除椎间融合术

Anterior Cervical Corpectomy and Fusion

术前注意事项

　　术前影像学分析对于制订最优的手术方案至关重要。仔细评估椎动脉位置和走向，可避免医源性损伤。切除椎体前，应先切除椎体两端相邻的椎间盘，便于评估椎体高度，明确椎管位置。合并后纵韧带骨化的患者，常伴有严重的硬膜粘连，直接切除骨化带可能增加手术风险。为了安全有效的减压，可以离断骨化带两侧与周围组织的连接，使得骨化带漂浮（前路漂浮法），而非直接切除骨化的后纵韧带。实施椎体次全切除时，可用高速磨钻，打磨至椎体后壁仅剩薄层骨质，最后用尖刮匙或薄枪钳咬除。

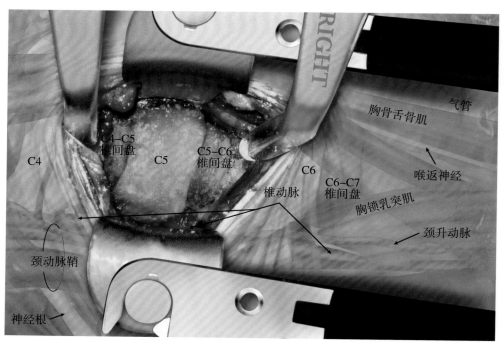

- 切除椎体前，椎体相邻上下椎间盘应充分暴露。
- 钩椎关节内缘可作为椎体切除的安全界限。
  - 可使用神经剥离子探查横突，明确侧方减压范围是否充分。
    - 椎动脉位于椎体切除平面深面（椎体后 1/3 水平）。

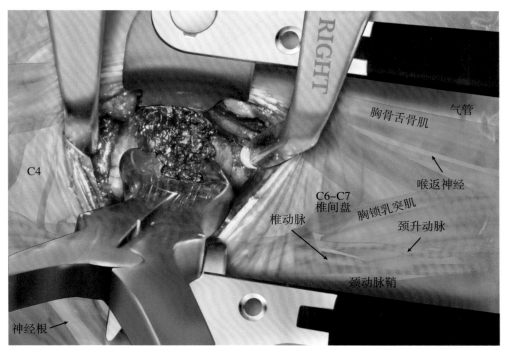

- 咬骨钳咬除大部分椎体。

潜在风险

　　椎动脉损伤：减压太靠外侧时可能发生椎动脉损伤。椎动脉走行于 C3~C6 横突孔内。

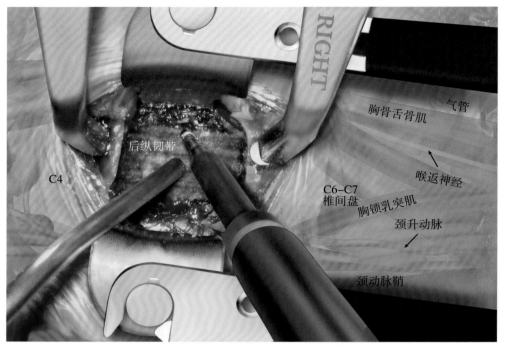

- 高速磨钻继续打磨椎体后方和外侧壁骨质，直至显露后纵韧带。
  - 大多数病例在充分减压后可以保留后纵韧带，防止植骨时过度撑开。
    - 减压范围应扩大至钩椎关节边缘，保证对硬膜囊的充分减压。

潜在风险

后纵韧带与硬膜有时发生严重粘连，切除时可能造成硬膜形变和脊髓牵拉。去除椎体后壁和后纵韧带有时会造成硬膜撕裂。

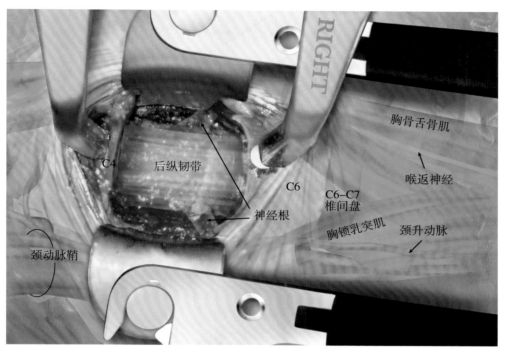

● 椎体骨松质的出血，可使用明胶海绵或其他止血材料处理。

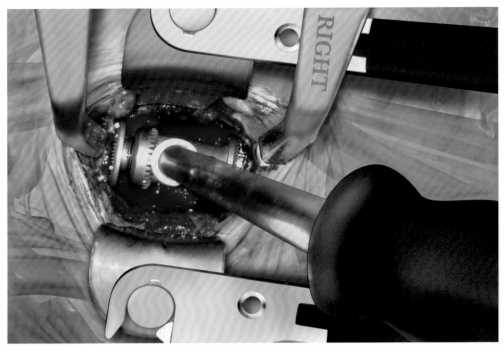

- 测量终板之间的距离，选择大小合适的椎间融合器或植骨块。
- 如使用可撑开的椎间融合器，应在侧方位透视下操作，以免发生过撑。

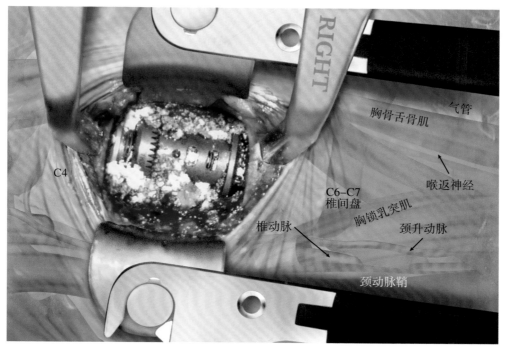

- 椎体次全切获得的骨质可植入椎间融合器并在周围做丰富植骨。
  - 非肿瘤和非感染病例的切除骨质可用于植骨。
  - 恶性肿瘤或感染病例，应使用其他骨替代物。

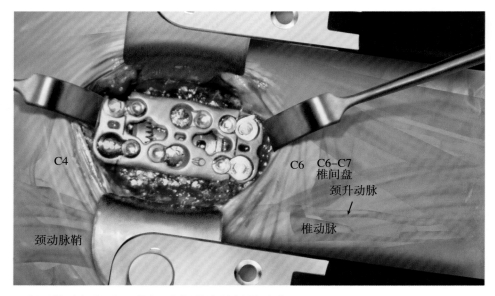

C4

C6　C6–C7
　　　椎间盘
　　　颈升动脉

颈动脉鞘

椎动脉

- 应用前路钢板防止椎间融合器或植骨块移位。
  - 当患者骨质差或多节段椎体次全切时，可考虑后路固定。
    - 后路固定能提高 2 或 3 节段的椎体次全切的融合率。

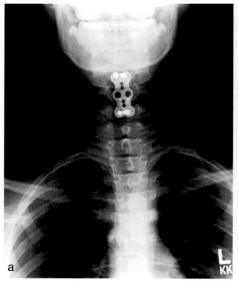
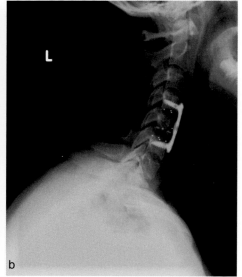

术后 X 线片。患者为 C5 爆裂性骨折伴神经损伤。前后位（a）和侧位片
（b）显示颈椎前路 C5 椎体次全切聚醚醚酮（PEEK）融合器植骨钉板固定
（C4~C6）。

围手术期并发症 [a]

- **椎动脉损伤：**
  - 外侧减压范围过大或椎动脉变异，导致椎动脉横断性损伤。
  - 患者表现为血肿或急性脑梗死。
  - 治疗：
    - 积极静脉内液体复苏。
    - 头部置于中立位。
    - 明胶海绵压迫止血。
    - 手术干预：原位修复、搭桥术或结扎。
      - 结扎非优势侧椎动脉一般无并发症。
  - 预防：
    - 术前应完善检查，了解椎动脉走行。
- **术中硬膜撕裂、脑脊液漏或神经损伤：**
  - 过度切除椎体后壁和后纵韧带。
  - 体位性头痛、恶心以及呕吐。
  - 治疗：
    - 胶原蛋白基质或其他组织补片修复硬膜缺损。
    - 使用蛋白凝胶或密封剂。
    - 腰大池引流。
- **植骨块移位/内固定失败：**
  - 继发于假关节形成、感染、后路减压手术及多节段椎体次全切手术。
  - 可能导致气道受压。
  - 治疗：
    - 如出现气道受压，稳定气道后，紧急气管插管。
    - 翻修并加做后路内固定，提供足够的稳定，保护前方结构。

注：[a] 前路围手术期并发症见"1 颈椎前路椎间盘切除椎间融合术"。

3 后路颈椎椎间孔成形术
Open Posterior Cervical Foraminotomy

■ 颈椎后路体位

颈椎后路体位指征

- 摘除旁中央型或椎间孔型椎间盘突出。
- 通过椎板切除或椎板成形行椎管扩大减压。
- 椎管内肿瘤切除。
- 关节突交锁或骨折的后路复位。
- 后路融合术治疗颈椎创伤或退变性疾病。

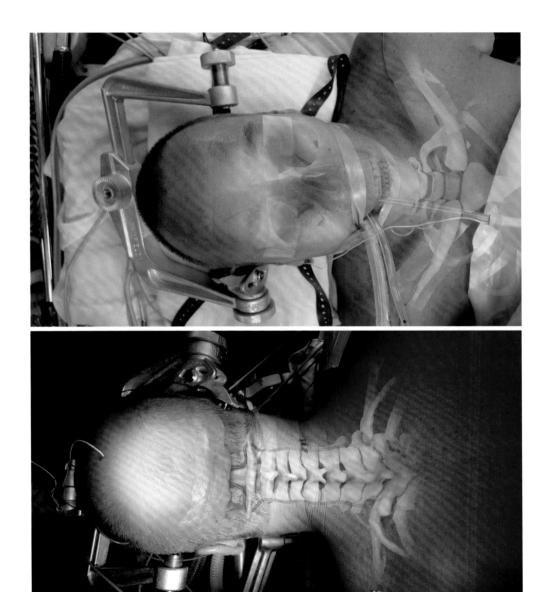

- 使用 Mayfield 头架固定头颈部。沿着乳突放置头钉，并位于颞动脉和咬肌的后部。头钉通常拧紧到 60~80 psi（约 414~552 kPa）。

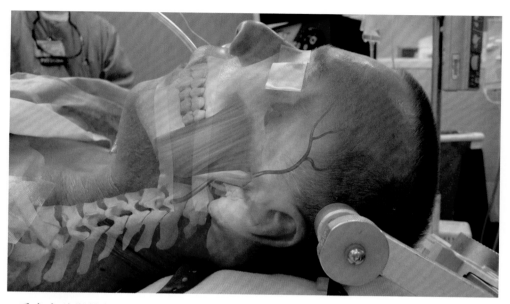

- 手术床稍微抬起，头高脚低位（反向 Trendelenburg 位），以便静脉回流。

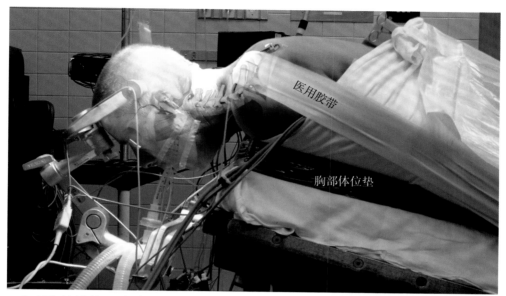

- 患者取俯卧位，胸前放置俯卧位垫，Mayfield 头架固定头部于手术床。颈椎稍前屈，便于打开椎管和完成减压。在放置内固定之前，应该调整颈椎至中立位。手臂用胶带牵拉下沉肩部，便于下颈段的透视。

体表标志

- 下颌骨下缘：C2-C3。
- 舌骨：C3。
- 甲状软骨：C4-C5。
- 环状软骨：C6。

术前注意事项

　　术中透视明确减压节段。大多数情况下，体表标志有助于确认节段，但解剖变异可能导致手术节段定位错误。在病变节段棘突放置不透射线的标记物（如针）有助于精确定位。显微镜或放大镜和光纤头灯的组合可以在很大程度上优化视野。

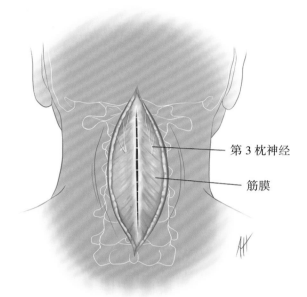

第 3 枕神经

筋膜

- 病变节段做竖直切口。
  - 之前放置放射标记物（如针）可作为切口中心或标识。
- 切开项韧带直至显露棘突。

神经平面

神经平面位于两侧椎旁颈肌之间的颈部正中线。颈神经根的背支分布在该区域，分为运动和感觉神经。

注意：神经支配侧支丰富，即使部分背支灼伤，一般也无临床后果。

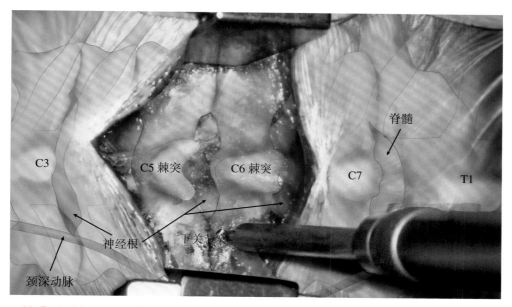

- 骨膜下剥离颈后椎旁肌，显露椎板和小关节：
  - 使用 Cobb 剥离子或电刀分离肌肉可减少不必要的损伤。
  - 根据不同手术方式，单侧或双侧剥离肌肉。
- 明确上位椎节的下关节突。

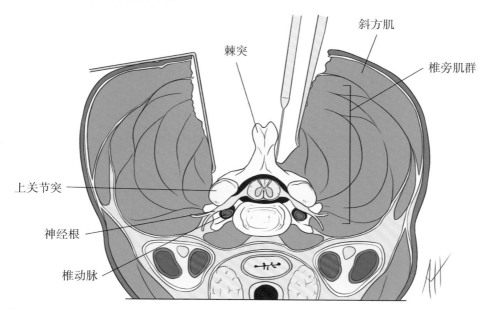

横断面：双侧剥离椎旁肌。椎动脉位于关节突和神经根前方。

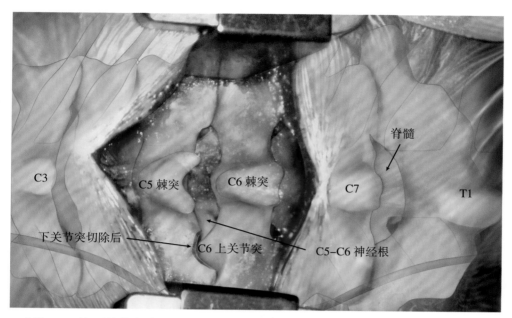

C3

C5 棘突　　　　　C6 棘突　　　　　C7　　　　　T1

脊髓

下关节突切除后 →　　　C6 上关节突　　　　C5-C6 神经根

- 去除35%的下关节突内侧骨质，显露下位椎节的上关节突。

潜在风险

小关节突骨质去除超过 50%，可能造成颈椎失稳。

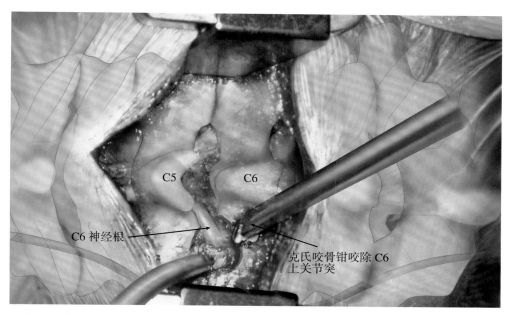

- 枪钳或磨钻切除下位椎节的上关节突，即可显露下方神经根。

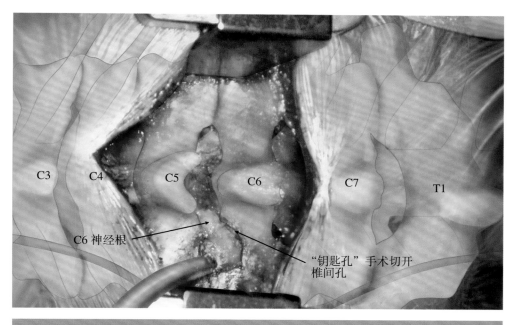

潜在风险

经此可取出神经根腹侧游离髓核组织，但应避免过度牵拉神经根和硬膜。

围手术期并发症

- **继发性颈椎失稳**：
  - 关节突切除超过 50%。
    - 颈椎抗扭转能力减弱。
  - 预防：
    - 切除小关节范围控制在 30%~35%。
    - 为尽量减少关节突关节切除范围，应先处理神经根下方骨质。获得较大的显露空间后，再去除神经根背侧骨质。
- **脑脊液漏**：
  - 取出髓核组织时造成硬膜撕裂。
    - 合并脊柱裂的患者更容易出现神经损伤。
    - 非常见并发症（0.6%~2.5% 的发生率）。
  - 预防：
    - 扩大暴露范围，避免过度牵拉神经。
- **术中出血 / 术后血肿**：
  - 椎管内静脉丛管壁薄弱。
  - 治疗：
    - 使用明胶海绵或双极电凝控制出血。
    - 通常无须放置伤口引流管。

■ 推荐阅读

[1] Zdeblick TA, Zou D, Warden KE, McCabe R, Kunz D, Vanderby R. Cervical stability after foraminotomy. A biomechanical in vitro analysis. J Bone Joint Surg Am 1992;74(1):22–27

[2] Jagannathan J, Sherman JH, Szabo T, Shaffrey CI, Jane JA. The posterior cervical foraminotomy in the treatment of cervical disc/osteophyte disease: a single-surgeon experience with a minimum of 5 years' clinical and radiographic follow-up. J Neurosurg Spine 2009;10(4):347–356

4 微创颈椎后路椎间孔切开减压术

Minimally Invasive Posterior Cervical Foraminotomy

术前注意事项

　　与开放手术相比，微创颈椎椎间孔扩大减压术可以缩短手术时间，减少术中出血，缩短住院时间，减少术后疼痛。然而，和开放手术一样，其也需要术中影像学定位确保正确的减压节段。体表解剖标志有助于定位，而解剖变异可能造成定位错误。此外，术前应评估是否存在潜在的椎动脉异常走行。如存在椎动脉变异，甚至需要改变手术方式，以避免椎动脉损伤出血和脑缺血。

体表标志

- 棘突。
  - C2、C7 和 T1 的棘突是最大的。
    - C7 和 T1 的棘突难以区分。
  - 关节突关节之间的间隙非常小。

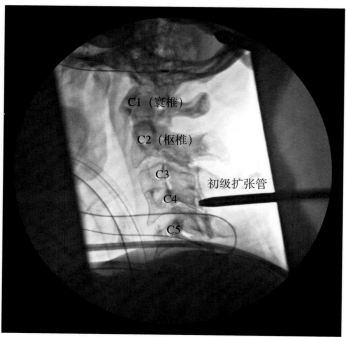

C1（寰椎）

C2（枢椎）

C3

初级扩张管

C4

C5

- 术中颈椎侧位片可以用来精确定位有疑问的节段。
- 中线旁开 0.5 cm 做切口。

神经平面

此手术没有实际的神经平面，由于椎旁肌有节段神经支配，由椎旁肌内分离进入并不会影响颈后部肌肉功能。

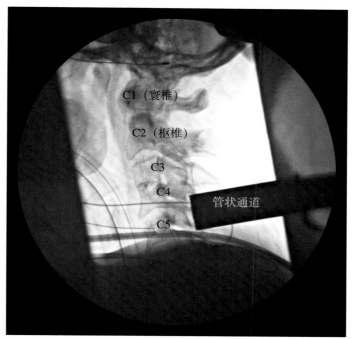

- 应用通道（直径 18 mm）分离椎旁肌。

神经平面

　　肌肉收缩可导致通道放置失误。多次透视可以保证通道位置准确。

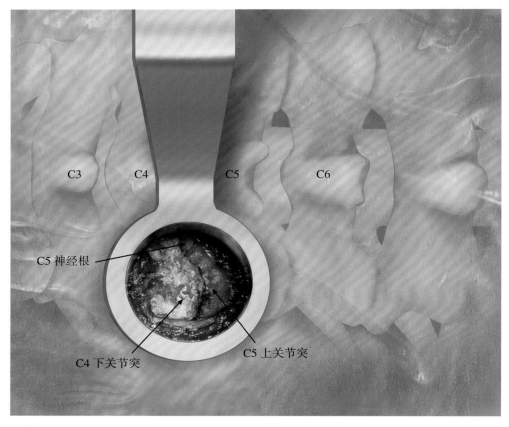

C3　　C4　　C5　　C6

C5 神经根

C4 下关节突　　　　　C5 上关节突

- 软组织清理后，暴露关节突内侧半及上位椎板的下部。

潜在风险

　　避免外侧组织清除过多，尽量保留侧块关节囊的完整性。另外，椎管内硬膜外血管损伤会造成不必要的出血。

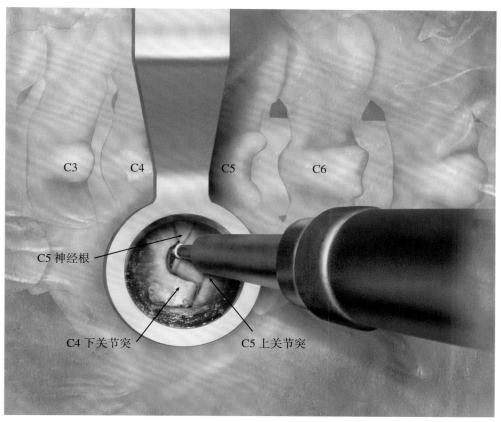

C3   C4   C5   C6

C5 神经根

C4 下关节突   C5 上关节突

• 磨钻清除上位关节突的内下 1/3 骨质。

潜在风险

　　神经根过度牵拉可能造成局灶性神经功能障碍。为了更好地进入椎间隙，避免神经根的过度牵拉，可磨除下位椎弓根的内上 1/4，这样可以避免神经根的过度牵拉。

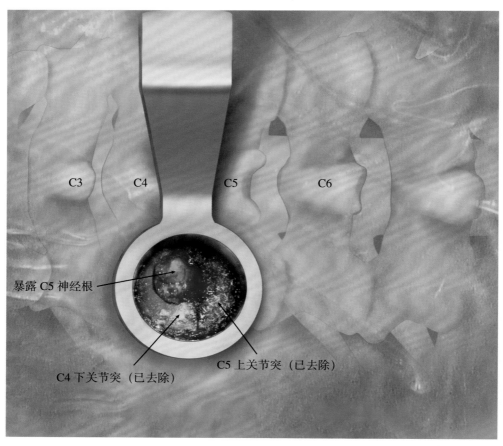

C3 C4 C5 C6

暴露 C5 神经根

C4 下关节突（已去除）

C5 上关节突（已去除）

- 磨钻清除下位椎节的上关节突。
- 此时可见神经管内的行走根。

潜在风险

    关节突关节清除过多可能造成节段失稳。因此，关节突清除不能超过50%。

围手术期并发症

    见"3 后路颈椎椎间孔成形术"。微创手术与开放手术并发症类似。

5 颈椎后路椎板成形内固定术

Posterior Laminoplasty with Instrumentation

术前注意事项

　　沿后正中线切开椎旁肌和韧带，注意骨膜下剥离肌肉，减少出血。勿剥离和暴露侧块关节囊。先完成开门侧的椎板开槽，切除开门侧远近端的黄韧带，接着做铰链侧的椎板开槽。铰链侧开槽时，应不时检查其稳定性，椎板开门时才能维持一定张力。尽量保留C7棘突，以防发生轴性症状。鼓励早期恢复颈椎活动。

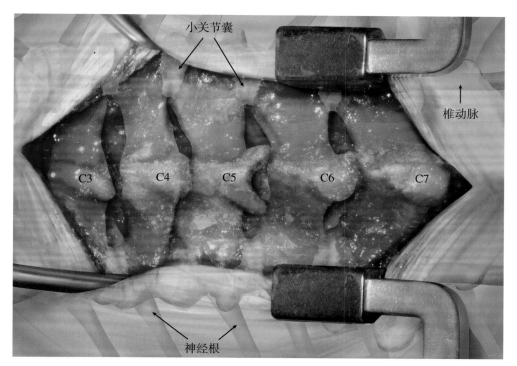

- 颈椎后正中切开暴露。
- 注意不要剥离小关节囊。
- 仅暴露椎板 / 关节突内侧交界区域。

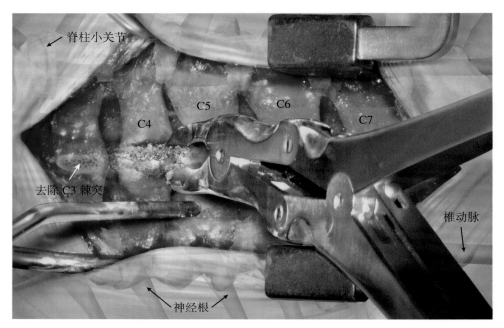

脊柱小关节

C4 C5 C6 C7

去除 C3 棘突

椎动脉

神经根

- 暴露完成后，切除 C3~C7 棘突。

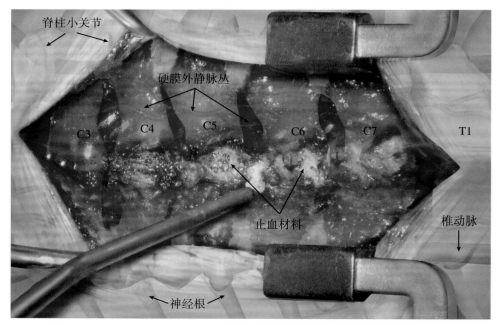

脊柱小关节

硬膜外静脉丛

C3 C4 C5 C6 C7 T1

止血材料

椎动脉

神经根

- 切除棘突后，用骨蜡或止血材料封堵出血骨面。
- 确认椎板和关节突交界处。

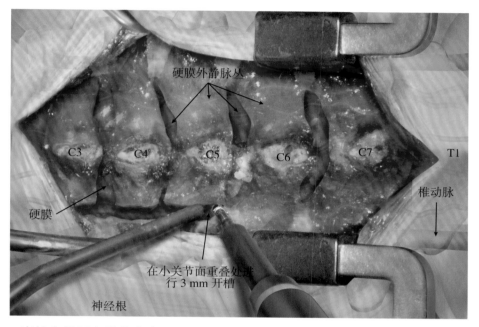

- 磨钻在椎板和关节突交界区开槽，宽度约 3 mm，作为开门侧。
- 开门侧要求清除 15% 关节突关节。

潜在风险

　　当磨钻偏向椎板－关节突交界区外侧时可能导致关节突关节破坏。因此，磨钻应朝向内侧以免切除过多关节突。

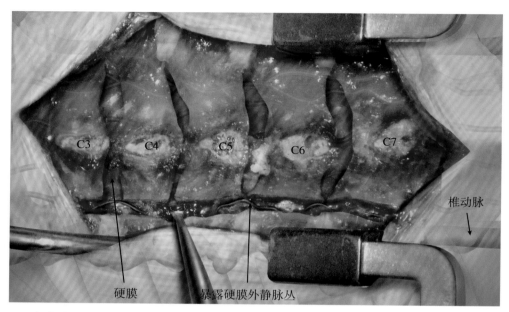

椎动脉

硬膜　　　暴露硬膜外静脉丛

- 开门侧椎板磨透时，可见硬膜外静脉丛。
- 可用弯头尖刮匙探测骨槽，明确是否磨透。

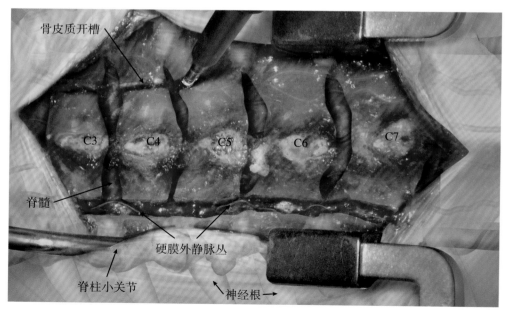

骨皮质开槽

脊髓

硬膜外静脉丛

脊柱小关节

神经根

- 开门侧骨槽完成后，用相似方法在铰链侧开槽。
  - 铰链侧骨槽仅磨透外层骨皮质。

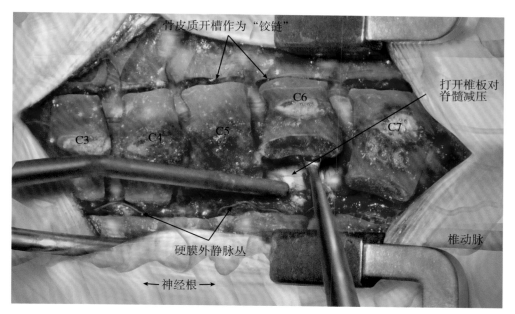

骨皮质开槽作为"铰链"

打开椎板对脊髓减压

C3　C4　C5　C6　C7

硬膜外静脉丛

椎动脉

←神经根→

- 直头刮匙在开门侧轻轻翘起椎板。
- 背侧椎板打开后，脊髓向后侧漂移获得减压。
- 10~14 mm 颌面钢板在开门侧做固定。

潜在风险

　　铰链侧椎板骨质磨除不够，开门时可能发生椎板骨折。掀开椎板时动作轻柔，外层皮质及部分骨松质磨除到位，可防止铰链侧出现骨折。

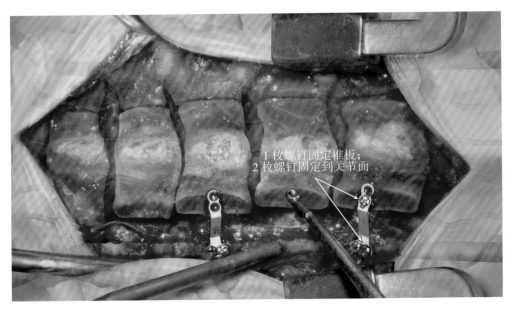

1 枚螺钉固定椎板；
2 枚螺钉固定到关节面

- 接骨板用 5 mm 螺钉固定。
  - 侧块用 2 枚螺钉固定。
  - 椎板必要时使用 1 枚螺钉固定。
- 接骨板的作用是维持椎管扩大的状态，确保脊髓有效减压。

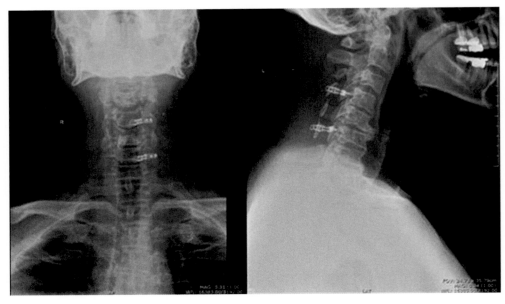

术后 X 线片。C3~C6 椎板成形内固定术后影像。

围手术期并发症

- **C5 神经麻痹：**
  - 发生率为 0.5%~13.3%。
  - 病因未明：脊髓后移，C5 神经根受到牵拉张力增大是可能的原因。
  - 表现为三角肌和肱二头肌肌力降低，上臂外侧皮肤感觉减退，通常发生在术后 48~72 小时。
  - 治疗：
    - 自限性：大部分在 6 个月后自行恢复。
  - 危险因素：
    - 脊髓后移幅度过大。
    - 后纵韧带骨化。
- **术后颈痛和颈部活动受限：**
  - 发生率分别为：40%~60%、20%~50%。
  - 病因不明：术中椎旁肌与关节囊剥离过多，术后颈部制动时间过长是可能的因素。
  - 危险因素：
    - 术中发现关节突关节紊乱。

■ 推荐阅读

[1] Ratliff JK, Cooper PR. Cervical laminoplasty: a critical review. J Neurosurg 2003;98(3, Suppl):230–238

[2] Gu Y, Cao P, Gao R, et al. Incidence and risk factors of C5 palsy following posterior cervical decompression: a systematic review. PLoS One 2014;9(8):e101933

[3] Hosono N, Yonenobu K, Ono K. Neck and shoulder pain after laminoplasty. A noticeable complication. Spine 1996;21(17):1969–1973

6 颈椎后路椎板切除融合术
Posterior Laminectomy and Fusion

术前注意事项

　　椎板切除后，脊髓向后漂移远离前方致压物，从而达到间接减压的目的。对于患有脊髓神经根病和明显神经根症状的患者，术前影像学检查应明确是否存在椎间孔狭窄，术前计划应考虑进行神经根管扩大术。脊髓型颈椎病患者，术前定位时，尽量避免颈椎过伸或过屈。若行椎间孔扩大术，轻度屈曲可扩大椎间隙和椎间孔，分离组织应格外小心，以防损伤硬膜。

　　切除椎板时，由于椎旁肌附着由尾侧向头侧排列，因此剥离时应从尾端向头端暴露，便于骨膜下剥离椎旁肌肉，减少出血。金属夹标记已经暴露的棘突，术中侧位透视确定节段。暴露应到达关节突外侧缘，作为置入侧块螺钉的安全边界。椎间孔扩大成形，也应以此为界，至少保留一半的关节突关节。暴露如超过关节突外侧缘，损伤肌肉组织可导致大量出血。对于未固定的节段，切勿损伤其关节囊。

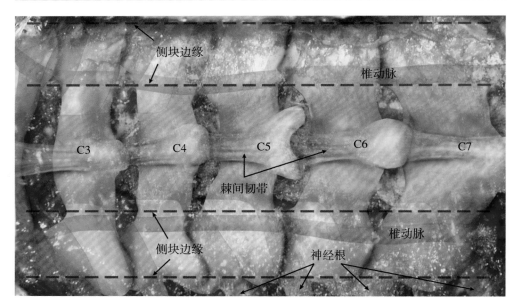

- 后正中切口，经项韧带无血管损伤暴露。
- 骨膜下剥离至侧块关节突外侧。
  - 出血往往是因为暴露至侧块关节外侧。
  - 可用双极电凝控制出血。

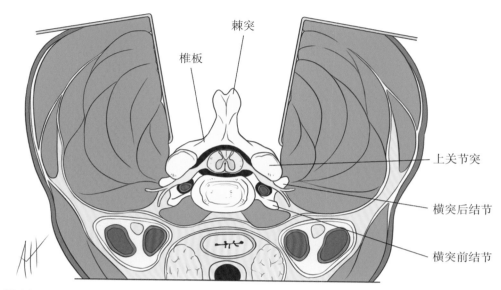

横断面：颈椎后路双侧骨膜下剥离椎旁肌。暴露方式与椎间孔成形术一致。后正中入路向头端可延长至枕骨，根据需要充分显露手术节段。暴露至关节突外缘，还可通过牵开椎旁肌暴露至横突。

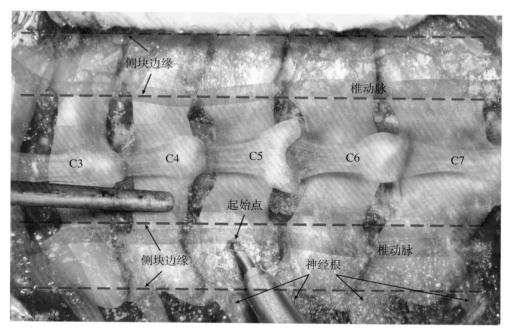

• 暴露侧块，确认其上、下及内外边界。

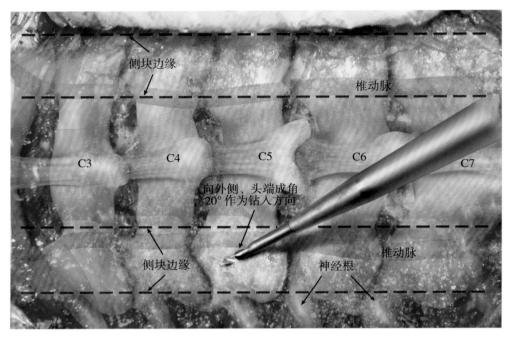

- 确定侧块边界，高速磨钻制备进钉点。
  - 侧块中心点作为打磨起始点。
  - 向外侧、头端成角 20° 作为钻入方向，可避免椎动脉和神经根损伤（Magerl 法）。

潜在风险

如果由中点进入，垂直向下或 10° 内偏可能损伤椎动脉。

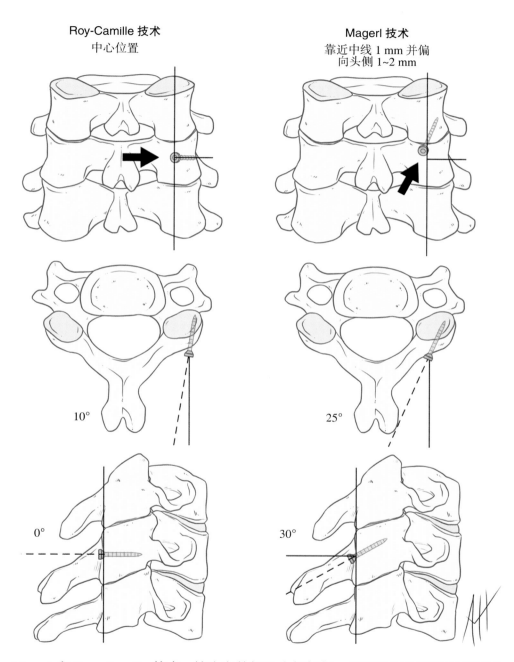

Roy-Camille 技术
中心位置

Magerl 技术
靠近中线 1 mm 并偏
向头侧 1~2 mm

Magerl 和 Roy-Camille 技术：钻头向外侧及头侧倾斜，以避免损伤穿行于横突孔内的椎动脉。

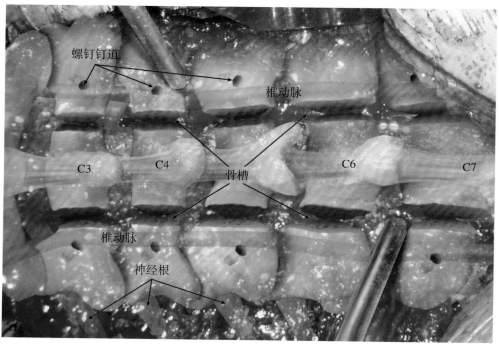

- 侧块螺钉钉道制备完成，行椎板切除。
  - 高速磨钻制备双侧骨槽。
  - 通过椎板与侧块交界区域开骨槽，位于侧块螺钉进钉点内侧。

潜在风险

在椎板切除时使用 Kerrison 枪钳可能造成脊髓损伤。

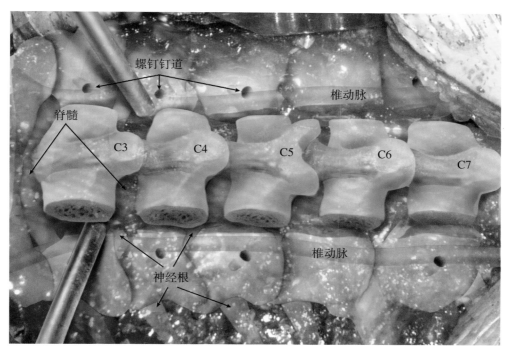

• 器械进入椎管内撬剥，就可以将椎板完整移除。

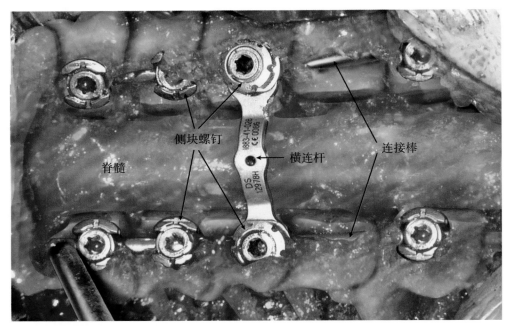

侧块螺钉

横连杆

连接棒

脊髓

- 稳妥安装连接棒及横连器。横连器可增加内固定抗扭转及稳定性。
  - 侧块关节去皮质后，放置植骨粒。

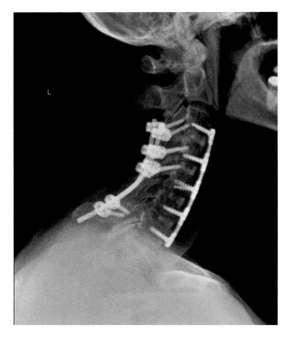

患者术后 7 个月复查 X 线片：后路 C3~C7 椎板切除固定融合联合前路椎间盘切除固定融合术后。

围手术期并发症

- **神经根损伤：**
  - 椎间孔成形时直接损伤或侧块螺钉置入时损伤。
  - 最常见术后并发症为 C5 神经根麻痹（发生率为 0.5%~8%）。
    - 发病机制不明，脊髓向后方漂移导致 C5 神经根牵拉是可能的发病原因。
  - 预防：
    - 侧块螺钉钉道向头侧及外侧偏斜。
    - 椎间孔成形时勿使用偏厚的 Kerrison 枪钳减压。
  - 治疗：
    - C5 神经根麻痹在术后 6~12 个月有自愈倾向。
- **脊髓损伤和硬膜撕裂：**
  - 椎板切除时直接损伤。
    - 切除椎板时，器械反复置入椎板深部，存在巨大风险。
  - 预防：
    - 大于 2 mm 的 Kerrison 枪钳禁用于椎管减压操作。
  - 治疗：
    - 硬膜撕裂并脑脊液漏，应一期用非可吸收线予以缝合。
    - 抬高头部降低压力，有利于修复硬膜。
- **术后硬膜外血肿：**
  - 术后水肿和出血积累。
  - 术后逐步出现的神经功能障碍。
  - 危险因素：
    - 减压节段越多，风险越高。
    - 既往凝血或血管功能障碍。
  - 预防：
    - 关闭切口前，筋膜下放置引流管。
- **椎动脉损伤：**
  - 侧块螺钉误置。
  - 颈椎后路内固定手术中椎动脉损伤的发生率为 4%~8%。
  - 症状和治疗方式与颈椎前路造成的椎动脉损伤类似。

■ 推荐阅读

[1] Awad JN, Kebaish KM, Donigan J, Cohen DB, Kostuik JP. Analysis of the risk factors for the development of post-operative spinal epidural haematoma. J Bone Joint Surg Br 2005;87(9):1248–1252

[2] Schroeder GD, Hsu WK. Vertebral artery injuries in cervical spine surgery. Surg Neurol Int 2013;4(Suppl 5):S362–S367

7 枕颈融合术
Occipitocervical Fusion

术前注意事项

　　对于双板系统，枕骨螺钉应放置于上项线深面，尽量靠近枕外隆凸的位置，通常每边置入 3 枚螺钉。而独立枕骨板通常只需要 2~3 枚螺钉固定，螺钉需要在导向器的引导下置入，以确保与枕骨面的垂直。手术中一旦出现脑脊液漏，可以用骨蜡封闭或直接拧入螺钉。

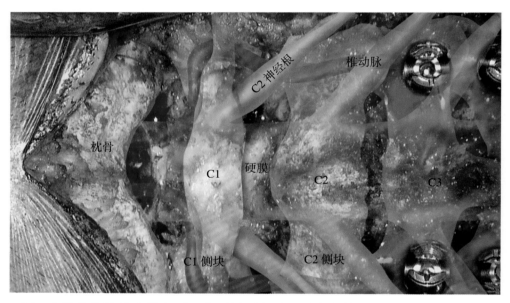

- 切口由枕外隆凸沿中线向下，直到最下方需要融合的节段。
- 在枕骨和 C1、C2 水平，应严格骨膜下剥离，以利于放置内置物。
- 椎动脉在寰椎后弓上方距离中线 1.5 cm 的位置。

体表标志

- 枕外隆凸：
  - 是枕骨鳞部的中线标志。
  - 也是切口的近端。
- C2 棘突。

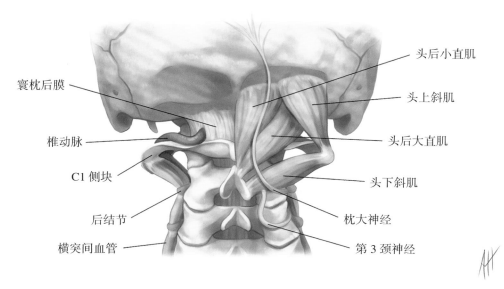

头后小直肌

头上斜肌

头后大直肌

头下斜肌

枕大神经

第 3 颈神经

寰枕后膜

椎动脉

C1 侧块

后结节

横突间血管

冠状面：手术区域可以显露 C2 神经根，枕大神经支配枕后皮肤感觉。

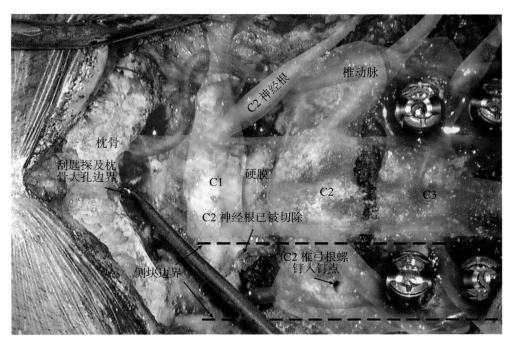

C2 神经根

椎动脉

枕骨

刮匙探及枕
骨大孔边界

硬膜

C1

C2

C3

C2 神经根已被切除

C2 椎弓根螺
钉入钉点

侧块边界

• 可以用刮匙探及枕骨大孔入口确定枕骨下缘。

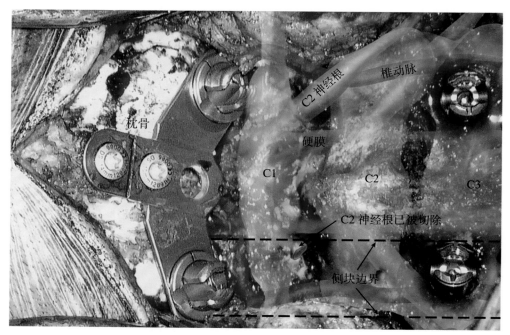

枕骨 C2 神经根 椎动脉 硬膜 C1 C2 C3 C2 神经根已被切除 侧块边界

- 枕骨板螺钉应于中线置入，且为双皮质固定。
  - 枕骨板应选择大小合适的型号，便于同 C1–C2 螺钉连接。

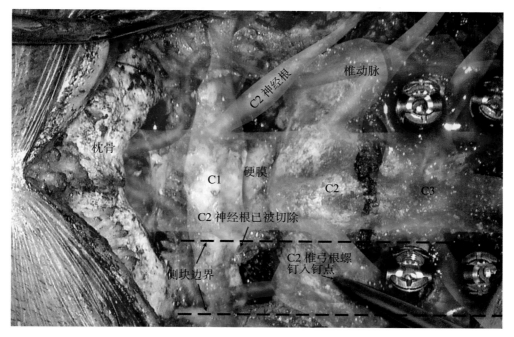

- C2 椎弓根螺钉的进钉点位于 C2 下关节突的下缘及外缘：
  - 由于椎动脉位于进钉点的前外侧，螺钉应保持内倾及头倾方向，避免损伤椎动脉。
    - C2 螺钉采用双皮质固定可能损伤位于枢椎前方的颈内动脉：
      - C2 螺钉一般的内倾角度为 20°，头倾角度为 15°~20°（应用侧位透视确定）。

潜在风险

当螺钉置入偏外或偏尾侧时可能损伤椎动脉。椎动脉穿过寰椎横突孔后折向内侧走行，在寰枕后膜外缘穿出，后转向颅内。

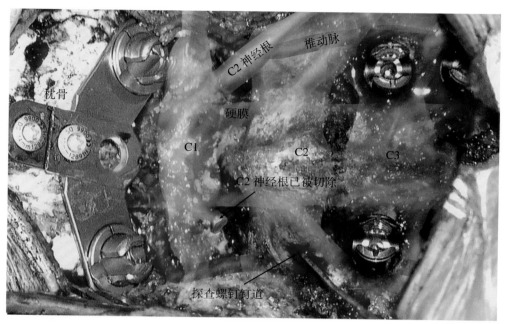

- 钻孔并探查钉道各壁，确认钉道完好。

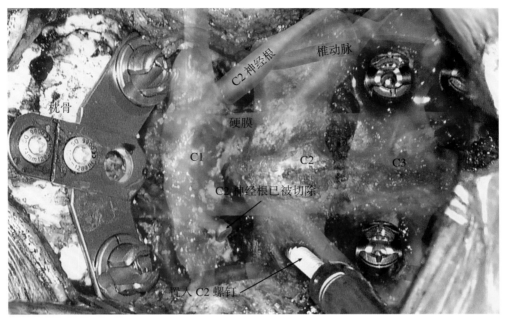

枕骨

C2 神经根

椎动脉

硬膜

C1

C2

C3

C2 神经根已被切除

置入 C2 螺钉

- 置入 C2 椎弓根螺钉。

潜在风险

　　如果 C2 椎弓根发育过于狭窄，勉强置入螺钉可能进入椎管，这时可以选用 C2 椎板螺钉。

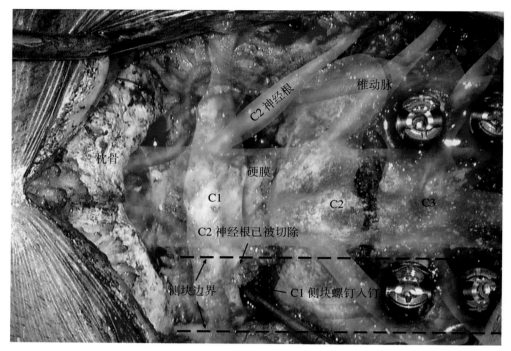

- C1 侧块螺钉进钉点位于 C1 后弓下方。为方便置入螺钉，可以将 C2 神经根切除。
  - C2 神经根切除后，约 20% 的患者将出现枕部麻木。
- 椎动脉沟环指椎动脉沟上方为骨性结构覆盖，形成环状，又被称为"血管孔"。这种畸形较为常见，出现的概率为 3%~15%。

潜在风险

术中损伤 C1-C2 静脉窦将导致大量出血。可应用双极电凝或止血材料止血。

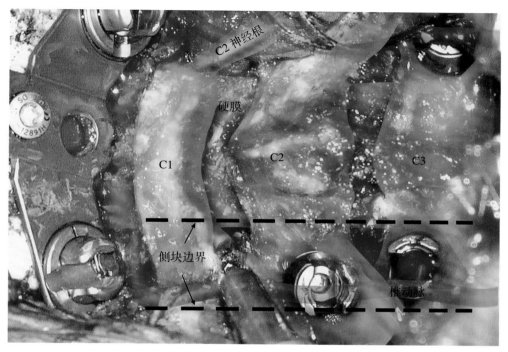

- 置入 C1 侧块螺钉。C2 神经根已经被切除，显露 C1 侧块和 C1–C2 关节突关节。

潜在风险

　　骨钻钻入过深可能透过前方骨皮质进入咽后间隙，因此当骨钻到达寰椎前结节骨皮质时应停止钻入。

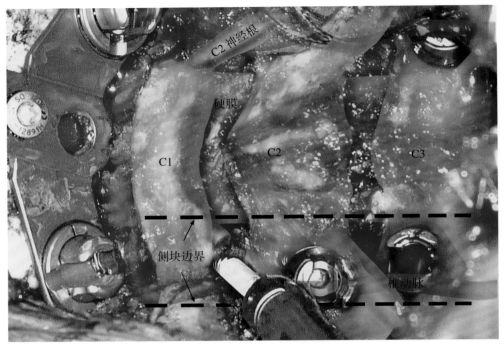

- 探查 C1 螺钉钉道，确定钉道的完整性。由于双皮质螺钉固定有损伤颈内动脉的风险，所以应选用单皮质螺钉固定。
  - C1 侧块螺钉的方向应维持 10° 内倾和 10° 头倾。

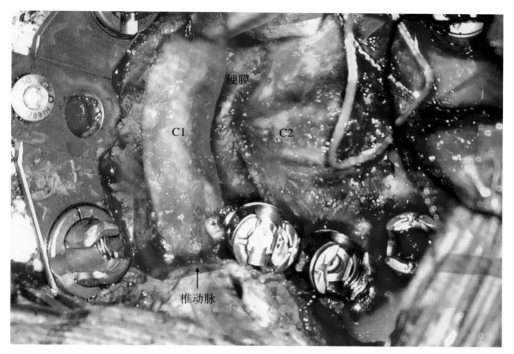

• C1 侧块螺钉置入完成。

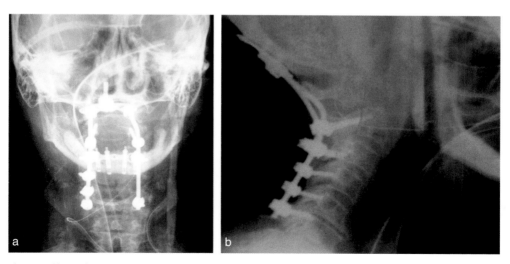

术后影像学检查。C1、C2 平滑肌肉瘤切除、枕颈融合术后颈椎正位（a）及侧位片（b）。

围手术期并发症

- **椎动脉损伤：**
  - 椎动脉的横断性损伤多由 C2 椎弓根螺钉的过度偏外和（或）偏下所致。
  - 可导致局部血肿和急性脑梗死表现。
  - 治疗：
    - 静脉补充血容量。
    - 头部置于中立位。
    - 明胶海绵局部压迫。
    - 可以将螺钉置入，局部压迫。
    - 术后行血管造影，评估损伤状况或再次出血可能。
  - 预防：
    - 术前仔细阅读影像学资料，评估椎动脉走行。
- **术中硬膜撕裂、脑脊液漏、神经损伤：**
  - 常发生于枕骨螺钉置入或于狭窄的 C2 椎弓根置入螺钉时。
  - 表现为与体位变化相关的头痛、恶心、呕吐。
  - 治疗：
    - 应用自体组织或生物材料修补缺损。
    - 局部应用纤维蛋白胶或封闭剂。
    - 腰大池引流。
  - 预防：
    - 当 C2 椎弓根狭窄时，应用 C2 椎板螺钉可有效预防硬膜或神经损伤。
- **枕骨螺钉位置不佳：**
  - 常发生于枕骨骨质异常状态下，如骨髓炎或枕骨肿瘤。
  - 螺钉型号准备不足。
  - 预防：
    - 将螺钉靠近上项线放置，但距中线不超过 20 mm，并尽量远离枕骨大孔。
- **枕部压疮和椎板骨质侵蚀：**
  - 常由于枕骨板或连接棒的位置不佳导致。
  - 表现为皮肤的压疮、椎板侵蚀、内置物外露或感染。
  - 治疗：
    - 翻修手术。
  - 预防：
    - 锁紧内固定前确认枕颈部序列正常。

■ 推荐阅读

[1] Ahmed R, Menezes AH. Management of operative complications related to occipitocervical instrumentation. Neurosurgery 2013;72(2, Suppl Operative):ons214–ons228, discussion ons228

[2] He B, Yan L, Xu Z, Chang Z, Hao D. The causes and treatment strategies for the postoperative complications of occipitocervical fusion: a 316 cases retrospective analysis. Eur Spine J 2014;23(8):1720–1724

8 胸椎椎弓根螺钉置入术
Thoracic Pedicle Screw Placement

■ 后路胸腰椎手术

- 后路脊柱融合手术。
- 脊柱侧弯矫形手术。
- 后路椎体肿瘤切除术。
- 椎体骨折的椎体成形或后凸椎体成形手术。
- 开放活检手术。

■ 体位

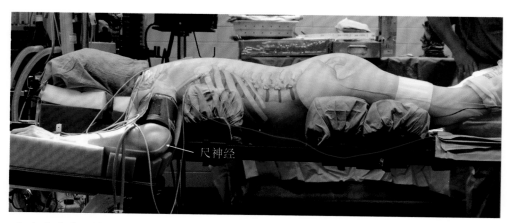

尺神经

对于后路胸腰椎手术，常采用 Jackson 手术床来摆放体位。Jackson 手术床的优势在于全长可透视，并且胸部和髋部的体位垫可独立摆放。胸垫应放置于腋窝下方，胸骨柄水平；髋垫放置于髂前上棘下方，大腿垫紧贴髋垫放置。这样可避免腹部受压，维持腰椎前凸，减少术中椎管内静脉出血。颈部应置于中立位，避免眼球受压。

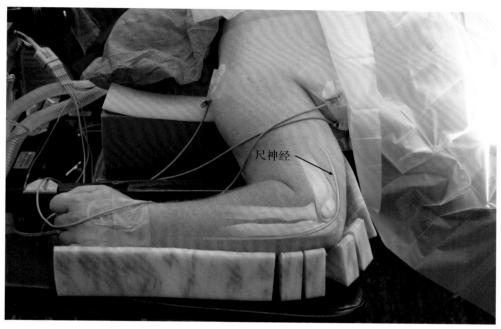

尺神经

上肢放置于 90°-90° 位（肩外展 90°，屈肘 90°），下方垫泡沫垫，避免尺神经受压。肩关节避免过度外展，以防肩袖撞击。

体表标志

- 臀裂。
- C7、T1 棘突。
  - 术区最大的棘突。

术前注意事项

    向两侧剥离椎旁肌，直至显露横突。融合节段应行关节突关节切除，并清理关节面软骨。术中透视辅助确定椎弓根投影。关节突关节中线是重要的解剖标志，椎弓根钉置入点位于其外侧。

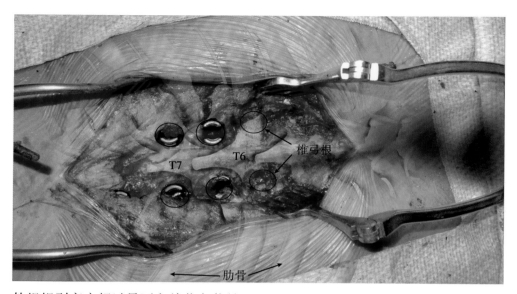

软组织剥离应超过最下方关节突截骨以下 3~5 mm。上关节突基底部是椎弓根钉进钉点的重要标志。每一节胸椎的进钉点各不相同。从生物力学角度分析，螺钉平行于上下终板可提供最佳的把持力。从 T12 到中段胸椎（T7/T8），进钉点逐渐向内侧及头侧移动。由中胸段向上，进钉点又逐渐向尾侧及外侧移动。

神经平面

　　由于椎旁肌受神经根后支的节段支配，这些神经并不会跨越中线，因此中线为神经平面。

潜在风险

　　节段血管由主动脉发出后向后方走行，常位于横突之间，供应椎旁肌血流。术中预先电凝这些血管可减少出血。

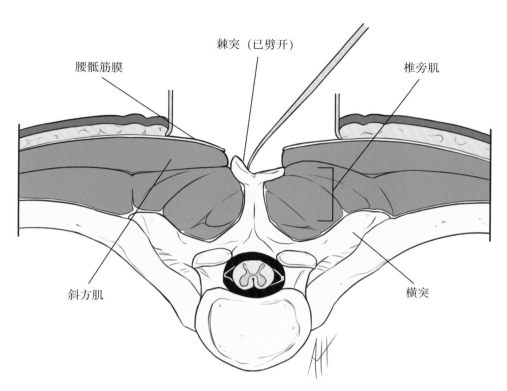

棘突（已劈开）

腰骶筋膜

椎旁肌

斜方肌

横突

横断面：皮下和深部暴露。剥离椎旁肌并向外侧牵开。为方便显露，可应用自动拉钩牵开椎旁肌，显露范围到横突尖部。

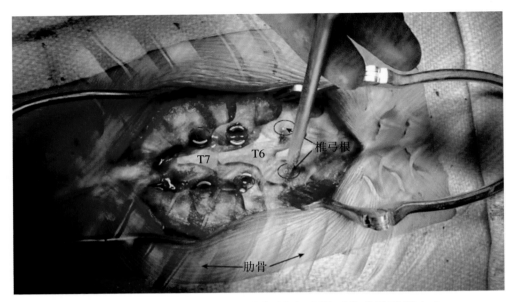

- 骨钻仅通过钻开椎弓根进钉点区域的背侧骨皮质即可造成椎弓根出血。

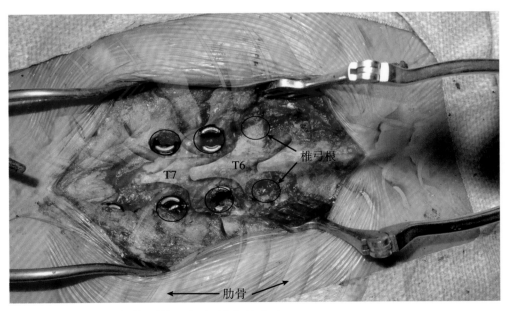

- 椎弓根出血指从椎体到椎弓根起始点的出血。

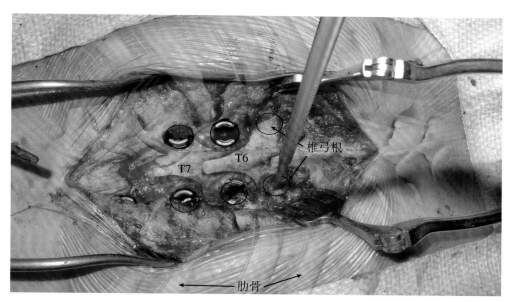

- 通过柔和但稳定地向腹侧加压，开路器应该很容易地拧入椎弓根。如果遇到任何重大阻力，手术医生则应当重新评估进钉点位置和钉道方向。开路器应进入 30~35 mm。

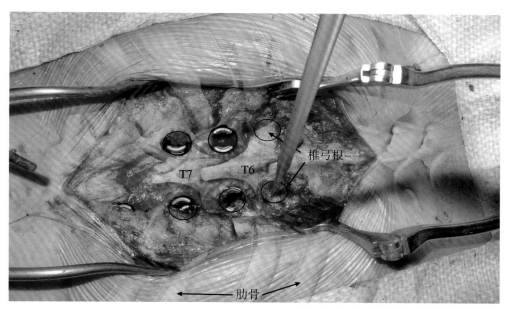

- 手术医生应在钉道中逐一探测钉道的内、外、上、下和腹侧壁。大多数椎弓根钉道的破坏发生在椎弓根和椎体的交界处（深度一般在 15~20 mm）。

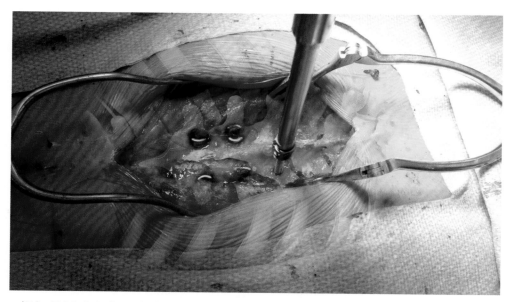

- 螺钉的尺寸和位置大致相似。典型的下胸椎螺钉长度平均为 40~45 mm，而在上胸椎长度可能只有 35 mm。

潜在风险

  螺钉过长或误置可能导致穿破椎弓根壁，这种情况通常出现在钉道的前、内、外和下壁。

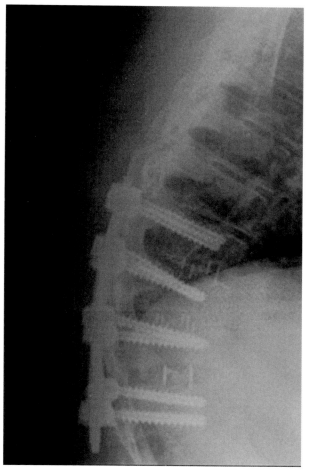

侧位片：胸椎术后 X 线片显示胸椎多节段的双侧椎弓根钉位置。

围手术期并发症

- **钉道破坏：**
  - 由椎弓根钉置入时前、内、外及下侧方向不佳导致。
  - 表现为：
    - 神经根或脊髓损伤（多由下壁和内壁损伤引起）。
    - 主动脉、相应节段的血管、肺实质损伤和气胸等（多由侧方、腹侧壁损伤引起）。
    - 主动脉、腔静脉、食管损伤（多由腹侧壁损伤引起）。
  - 预防：
    - 术中正侧位透视或 CT 扫描确认螺钉位置。
    - 术后 CT 扫描可以确定螺钉的位置和附近内脏、神经血管等结构的完整性。
- **退钉/内固定失败：**
  - 由椎弓根钉误置、使用质量较差的椎弓根钉或骨质疏松导致。
  - 预防：
    - 高危患者在椎弓根固定时可联用聚甲基丙烯酸甲酯、羟基磷灰石、磷酸氢钙或碳酸磷灰石行椎体强化。

■ 推荐阅读

[1] Nimjee SM, Karikari IO, Carolyn A Hardin AB, et al. Safe and accurate placement of thoracic and thoracolumbar percutaneous pedicle screws without image-navigation. Asian J Neurosurg 2015;10(4):272–275

[2] Bydon M, Xu R, Amin AG, et al. Safety and efficacy of pedicle screw placement using intraoperative computed tomography: consecutive series of 1 148 pedicle screws. J Neurosurg Spine 2014;21(3):320–328

[3] Gautschi OP, Schatlo B, Schaller K, Tessitore E. Clinically relevant complications related to pedicle screw placement in thoracolumbar surgery and their management: a literature review of 35 630 pedicle screws. Neurosurg Focus 2011;31(4):E8

9 微创胸椎切除术

Minimally Invasive Thoracic Corpectomy

■ 胸腰椎侧路体位

适应证

- 脓肿引流。
- 椎体活检和切除。
- 前外侧椎管减压。
- 前路脊柱融合。

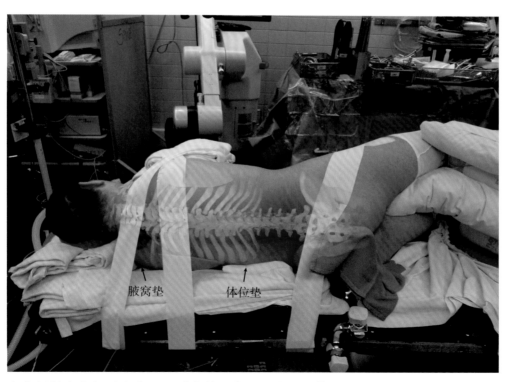

腋窝垫　　　　　　体位垫

患者侧躺在常规手术台上，手术节段位置下方垫一体位垫。将手术节段位置正对
腰桥，以便最大限度显露手术节段（必要时）。

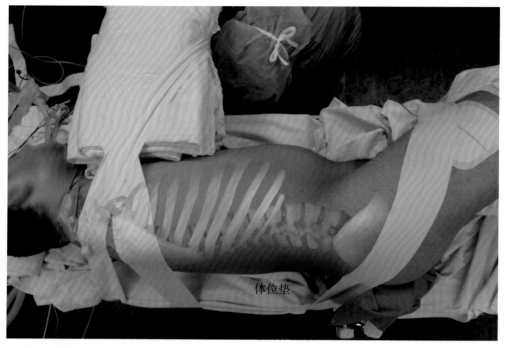

体位垫

胶带固定骨盆和胸部，使患者保持侧屈卧位稳定，不会在手术台上移动。手臂和腋窝下也需要垫手术垫，以防损伤臂丛。

体表标志

- 肋骨及与手术节段相邻的肋间区域。
- 手术节段的棘突：
  - 必要时通过透视确定。

术前注意事项

　　通过仔细的术前透视确定手术节段，视角差异容易造成错误的椎体节段显露及撑开器在椎体前方的不当置入，有造成损伤大血管的风险。钝性剥离是防止胸膜穿孔的必要措施。明胶海绵或"花生米"纱球可以用来推开胸膜前侧。若胸膜有破坏，在手术完成时可以放置胸腔管或红色橡胶管引流。一般来说多数患者无症状，及时拔除引流管利于患者快速恢复活动。

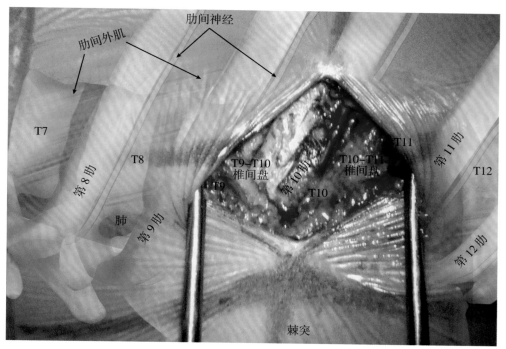

暴露肋骨：透视下标记拟切除椎体的前缘和后缘范围，上覆的肋骨进行骨膜下剥离、暴露。

神经平面

　　此入路无神经平面。沿皮肤切口方向分离腹壁肌肉，不会造成明显的肌肉失神经支配。

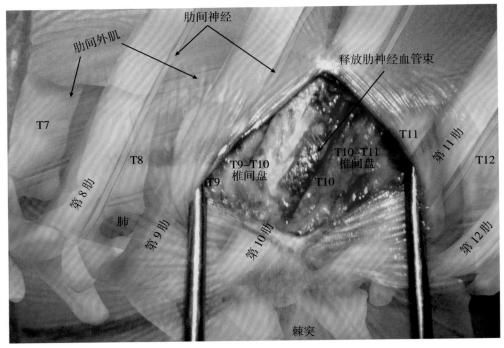

- 骨膜下剥离肋骨下缘，与神经血管束分离。

潜在风险

　　暴露肋骨的过程容易损伤肋间动脉而造成出血。通过结扎或电凝肋间动脉可以止血。熟悉神经血管束位于肋骨下缘这一解剖特点，有助于避免术中出血。

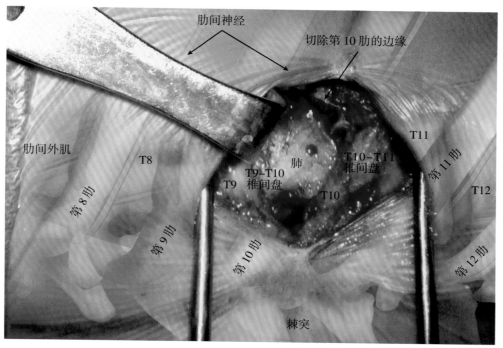

- 切除约 2 cm 肋骨，即可显露壁层胸膜。

潜在风险

　　胸膜的破坏可能发生在肋骨骨膜下切除时。若发生气胸，可能需要放置胸腔闭式引流。

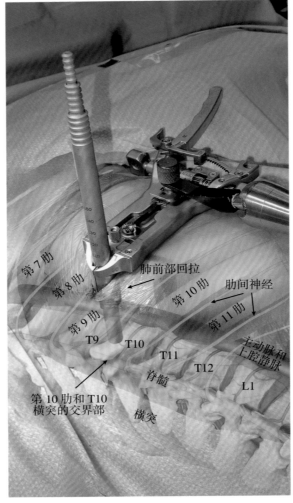

第7肋
第8肋
肺前部回拉
第10肋
肋间神经
第9肋
第11肋
T9
T10
T11
主动脉和
上腔静脉
T12
脊髓
L1
第10肋和T10
横突的交界部
横突

- 将扩张器顺次置入，将肺和胸膜向前方推开，暴露椎体侧方。

潜在风险

移动或更换扩张器可能导致解剖标志丢失及节段错误。

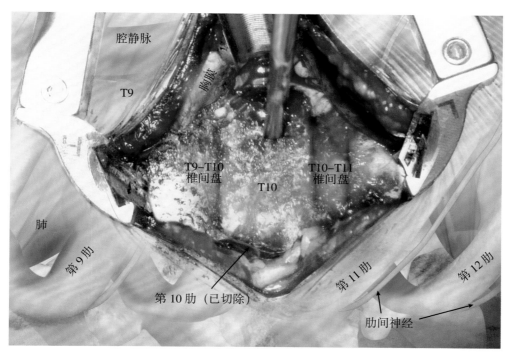

- 骨膜下剥离，暴露手术节段上下的椎间盘，电凝并切断节段动脉。

潜在风险

　　牵拉脊髓可能导致永久性神经障碍。切除侧方骨和组织有利于调整扩张器的角度，方便暴露。

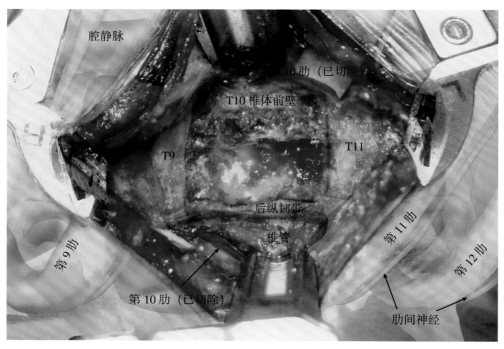

- 使用高速磨钻切除椎体，保留一薄层椎体前壁骨质，同时切除 T9–T10、T10–T11 椎间盘，显露椎管，但需保留后纵韧带。

潜在风险

切除椎体前壁可能导致腹侧神经血管结构的破坏。

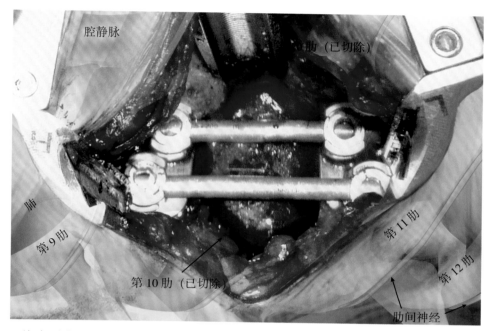

腔静脉

第 10 肋（已切除）

肺

第 9 肋

第 10 肋（已切除）

第 11 肋

第 12 肋

肋间神经

• 将合适大小的可撑开的钛笼放置到骨质缺损区域，钛板放置在 T9~T11 椎体。

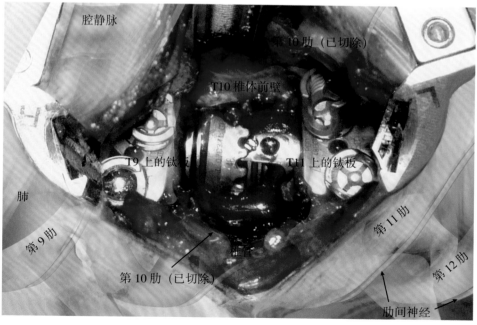

腔静脉

第 10 肋（已切除）

T10 椎体前壁

T9 上的钛板

T11 上的钛板

肺

第 9 肋

第 10 肋（已切除）

椎管

第 11 肋

第 12 肋

肋间神经

• 双棒结构保证 T9 和 T11 节段的稳定。

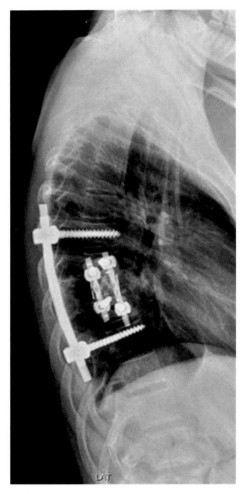

侧位片：术后 X 线片显示 T8 椎体次全切，放置了钛笼及钉棒系统固定。

围手术期并发症

- 胸膜损伤：
  - 通常发生在肋骨骨膜下剥离时。
  - 患者可能出现气胸或通气功能障碍。
  - 预防：
    - 小心细致地进行骨膜下剥离。
  - 治疗：
    - 有症状者放置胸腔闭式引流管。
- 神经损伤——硬膜损伤、脑脊液漏、神经功能障碍：
  - 通常发生在切除椎体时的胸段脊髓牵拉。
  - 患者可能出现直立性头痛、恶心、呕吐、局部神经功能障碍等。
  - 预防：
    - 尽量避免牵拉脊髓。
    - 切除侧方部分骨和组织以便扩张器调整角度和进一步暴露。
  - 治疗：
    - 出现脑脊液漏时放置非水溶性补片及硬膜胶。
    - 可能需要腰椎脑脊液引流。
- 动脉损伤：
  - 扩张器向前过度撑开或切除椎体前壁。
  - 表现为出血、急性脑梗死。
  - 预防：
    - 避免切除椎体前壁。
  - 治疗：
    - 节段血管电凝止血。
    - 停止手术，积极术中液体复苏、压迫和使用止血材料止血。
    - 专科指导下立即行血管修复手术。

■ 推荐阅读

[1] Lall RR, Smith ZA, Wong AP, Miller D, Fessler RG. Minimally invasive thoracic corpectomy: surgical strategies for malignancy, trauma, and complex spinal pathologies. Minim Invasive Surg 2012;2012:213791

[2] Kasliwal MK, Deutsch H. Minimally invasive retropleural approach for central thoracic disc herniation. Minim Invasive Neurosurg 2011;54(4):167–171

10 经皮椎体骨水泥成形术

Percutaneous Vertebral Cement Augmentation

术前注意事项

　　双平面透视有助于工作套管的置入和骨水泥准确注入。拍摄侧位时，机械臂摆在患者上方或手术床下，远离患者头部。对角转动机械臂即可完成前后位透视，此时图像扩增器应正对手术区域。为了方便完成摄片，应先进行前后位透视，因为对角转动机械臂改侧位难度较大。

　　多个节段的处理可以只调配一次骨水泥。骨水泥储存在无菌冰水中可以使其聚合变慢。椎体成形术中，首先插入套管，然后每一侧顺序注射骨水泥。椎体后凸成形术中，首先置入鞘管，而后使用球囊扩张，再注入骨水泥。因此处理节段的数量受到骨水泥体外聚合速度的限制。骨水泥的毒性风险随着治疗节段数量的增加而增加。一般来说，一次手术中处理不超过三个节段。

　　对于椎体后凸成形术需要对骨水泥填充进行特殊考虑。球囊扩张造成的空隙应当用骨水泥填充，骨水泥填充部位周围的骨小梁结构应注入更多的骨水泥，这样可以增强骨水泥的锚定作用。骨水泥填充不足可能导致周围骨质在骨－骨水泥界面的异常活动从而加重骨折。一般来说，骨水泥注入体积应大于充盈的球囊的体积。

　　通过椎体后凸成形术维持复位的椎体高度在某些特定骨折中是较难的，尤其在扁平椎时。一旦球囊不再充盈，椎体可能再次塌陷。椎体高度的恢复和维持可通过蛋壳技术实现。将少量骨水泥（0.5~1 mL）注射到腔内，球囊缓慢重复插入和撑开。小骨水泥颗粒会围绕球囊扩散形成一层骨水泥壳。当球囊取出时，蛋壳支撑椎体以利于后续骨水泥的注入。

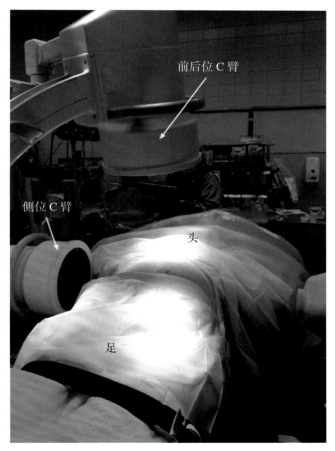

前后位 C 臂

侧位 C 臂

头

足

• 整个手术过程使用双平面透视。

体表标志

• 胸椎棘突：
  - 需要通过透视确认手术节段。

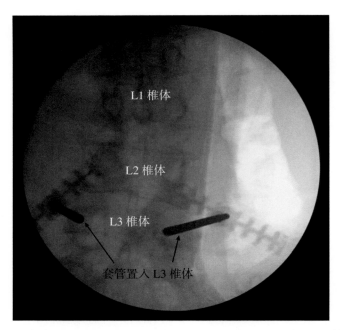

• 工作套管的起始位置应在椎弓根 10 点或 2 点的位置（取决于椎体左侧或右侧椎弓根）。此处进入可将套管放置在离出口根最远的位置。置入套管时，应确保侧位图像到达椎体后缘之前正位像（前后位）上不穿过椎弓根的内侧边缘。

潜在风险

　　透视显示可能会受到骨质疏松等疾病的影响。在这些情况下，C 臂的位置可能需要调整以获得最佳的图像。

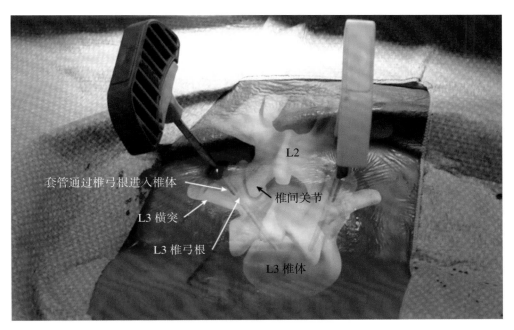

套管通过椎弓根进入椎体

L2

椎间关节

L3 横突

L3 椎弓根

L3 椎体

- 工作套管进入点始于小关节外侧，避免损伤小关节囊。

潜在风险

　　通道置入位置不佳可能造成血胸、气胸和软组织血肿。充分利用透视，精确定位，可有效预防此类并发症。

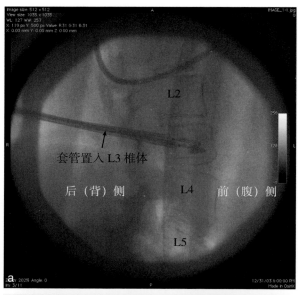

套管置入 L3 椎体

后（背）侧　　　L4　　　前（腹）侧

L2

L5

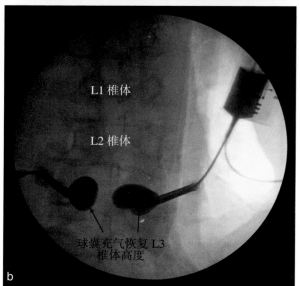

L1 椎体

L2 椎体

球囊充气恢复L3
椎体高度

b

● 透视确认球囊位于椎体的前部，防止骨碎片进入椎管。

潜在风险

　　球囊放置位置不佳可导致神经损伤和功能减退。骨碎片进入椎管可导致脊髓损伤。

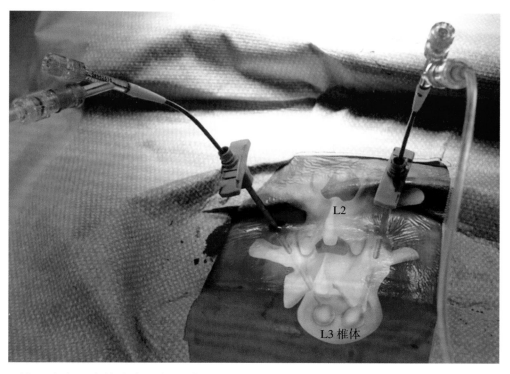

- 撑开球囊，为填充水泥创造潜在的空间。

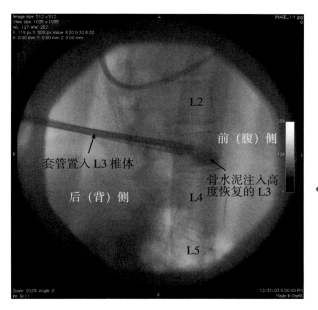

- 透视监视下注入骨水泥。在正侧位上仔细观察骨水泥的填充，确保骨水泥不突破椎体的边界。如发现骨水泥外溢则终止操作。应避免骨水泥超过椎体后缘。

　　骨水泥渗漏可能是由于骨折裂缝或套管位置不当造成的。预防方法包括充分的术中透视，缓慢注入骨水泥，以及添加钡剂改善骨水泥的成像。

围手术期并发症

- **骨水泥导致的肺栓塞：**
  - 发生：骨水泥外渗进入椎体静脉丛。
  - 表现：呼吸急促，心动过速，胸痛，咯血。
  - 处理：
    - CT 扫描评估肺栓塞程度。
    - 基于症状的明确治疗：
      - 无症状者：观察其临床进展。
      - 有症状者：抗凝治疗，或手术取栓。
  - 预防：
    - 充分透视，监测骨水泥注入过程。
    - 缓慢注入骨水泥。
- **骨水泥渗漏：**
  - 发生：由骨折裂缝或套管位置不佳引起。
  - 表现：如果渗漏到椎管，就会出现神经功能障碍；如果渗漏到椎间盘，可能会发生相邻的椎体骨折。
  - 预防：
    - 缓慢注入骨水泥，充分透视。
    - 在骨水泥中添加钡剂优化透视效果。
- **椎弓根骨折：**
  - 发生：套管置入不当所致。
  - 表现：背痛，如果有脊髓、神经根受累，可能出现神经功能障碍。
  - 预防：
    - 套管置入点在椎弓根的上外侧边界。
  - 处理：
    - 无移位的孤立骨折可以非手术治疗。
    - 骨折移位伴神经功能障碍需要手术复位和固定。

围手术期并发症

- 神经损伤：
  - 发生：球囊撑开过程中，骨碎片进入椎管。
  - 表现：部分神经功能缺损、神经根病、脊髓病。
  - 预防：
    - 充分透视，以确定球囊撑开前的位置。
- 血胸、气胸和软组织血肿：
  - 发生：套管置入位置不佳。
  - 处理：
    - 导管或引流置管引流。
  - 预防：
    - 术中充分透视，确保套管位置良好。
- 骨水泥充填不足：
  - 预防：
    - 充分透视，以确定注入水泥的量。

■ 推荐阅读

[1] Awad BI, Lubelski D, Carmody M, et al. Surgical versus nonsurgical treatment of subaxial cervical pedicle fractures. World Neurosurg 2014;82(5):855–865

[2] Krueger A, Bliemel C, Zettl R, et al. Management of pulmonary cement embolism after percutaneous vertebroplasty and kyphoplasty: a systematic review of the literature. Eur Spine J 2009;18(9):1257–1265

[3] Truumees E, Hilibrand A, Vaccaro AR. Percutaneous vertebral augmentation. Spine J 2004;4(2):218–229

[4] Yimin Y, Zhiwei R, Wei M, et al. Current status of percutaneous vertebroplasty and percutaneous kyphoplasty--a review. Med Sci Monit 2013;19:826–836

11 开放性椎板切除和椎间盘切除术
Open Laminectomy and Diskectomy

■ 腰椎后路体位

适应证

- 腰椎间盘突出症髓核摘除术。
- 神经根减压。
- 后路脊柱内固定术。

　　腰椎后路手术的定位与胸椎后路手术的定位相似。请参阅"8 胸椎椎弓根螺钉置入术"的详细定位说明。

体表标志

- 髂嵴。
  - 最高平面通常平对 L4–L5 椎间隙。
- 棘突。
  - 腰椎棘突很容易被触及[a]。

注：[a] 确认节段最理想的方法是在棘突中插入定位针，透视定位。

术前注意事项

　　脊柱退变过程中黄韧带会增厚。过度肥厚的黄韧带可能阻碍术者精确识别神经组织，对进入椎管构成威胁。为避免上述问题，需熟悉黄韧带的解剖层次，首先切除黄韧带的浅层。韧带下端附着于下椎板上表面处，其起点位于下位椎板上缘浅面。肥厚的韧带通常会向后增生堆积，覆盖下位椎板的表面。用 2-0 或 3-0 刮匙钝面分离黄韧带浅层与椎板的附着处，切除浅层黄韧带。剩下的深层韧带可以切除，但一定要先从上位椎板的下缘剥离，此时韧带仍然处于张力状态之下，用小的刮匙沿椎板深面剥离，这减少了硬膜撕裂的风险。如果首先松解黄韧带下方止点，会使得韧带失去张力，从而增加在上位椎板下方剥离及切除黄韧带的风险，使硬膜撕裂的风险增加。

　　如果需要扩大椎板间隙，可以使用侧方开口的磨钻。为防止硬膜受压，应保持磨钻与硬膜垂直的角度，使无切割力的磨钻尖端与重要结构相邻。使用水平往复运动，并注意避免向下施压。注意保留关节间的峡部（至少 7~9 mm）。

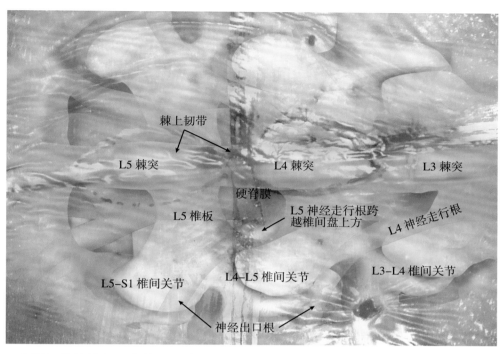

棘上韧带

L5 棘突　　　　　　　L4 棘突　　　　　　　L3 棘突

硬脊膜

L5 椎板　　　　　L5 神经走行根跨越椎间盘上方　　　L4 神经走行根

L5-S1 椎间关节　　　L4-L5 椎间关节　　　L3-L4 椎间关节

神经出口根

• 在拟切除的椎板上方使用正中切口。

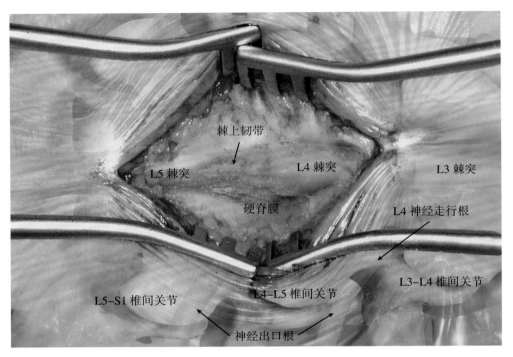

棘上韧带

L5 棘突　　　　　　L4 棘突　　　　　　L3 棘突

硬脊膜

L4 神经走行根

L3-L4 椎间关节

L5-S1 椎间关节　　　　L4-L5 椎间关节

神经出口根

- 辨认筋膜层。

神经平面

　　皮下组织无神经平面，皮下筋膜暴露后可见背阔肌筋膜。沿皮肤切口切开位于筋膜鞘下方的背阔肌筋膜，其受浅表神经支配。

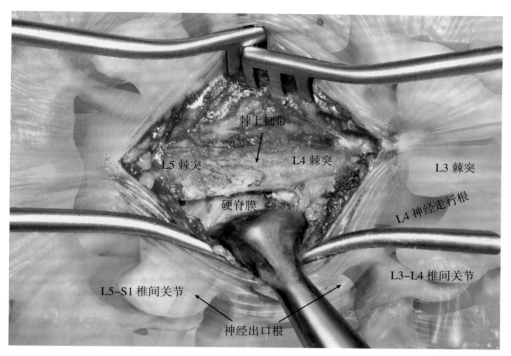

棘上韧带

L5 棘突　　　　　L4 棘突　　　　　L3 棘突

硬脊膜　　　　　　　　　　　　L4 神经走行根

L5–S1 椎间关节　　　　　　　　　　L3–L4 椎间关节

神经出口根

- 在中线沿棘突切开深筋膜，用 Cobb 剥离子进行骨膜下剥离。

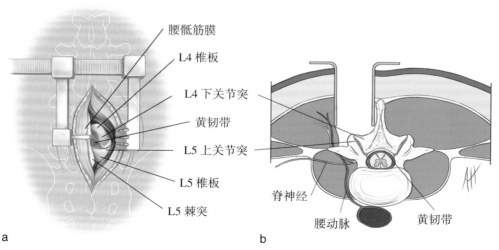

腰骶筋膜

L4 椎板

L4 下关节突

黄韧带

L5 上关节突

L5 椎板

L5 棘突

脊神经

腰动脉　　　黄韧带

a　　　　　　　　　　　　　　　b

自上而下的俯视图（a）和横断面图（b）。椎旁肌经骨膜下剥离，向侧方牵拉，充分显露椎板，注意腰动脉的穿支。

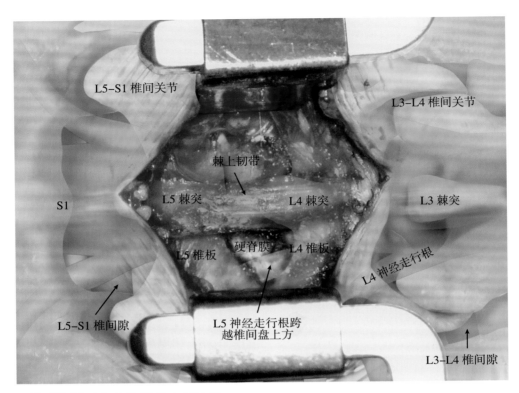

- 暴露椎板至小关节囊的内侧边缘。

潜在风险

　　椎旁血管在小关节突周围呈节段性分布。剥离侧方结构时，这些血管可以引起出血，建议双极电凝烧灼止血。

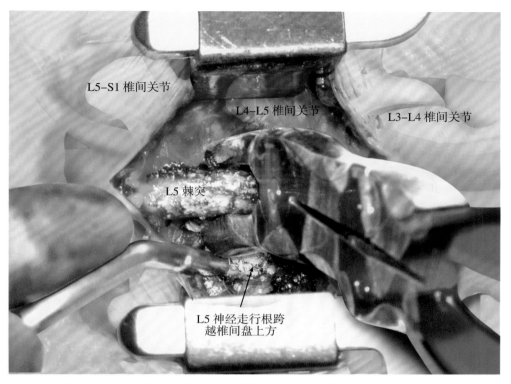

L5-S1 椎间关节

L4-L5 椎间关节

L3-L4 椎间关节

L5 棘突

L5 神经走行根跨
越椎间盘上方

• 进入椎管前，将 L4 棘突下半部、L5 棘突上半部与棘上、棘间韧带一起切除。

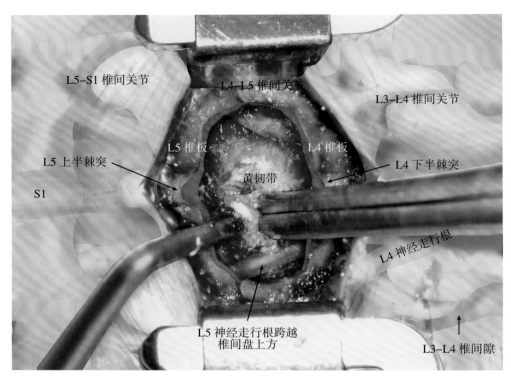

L5–S1 椎间关节　　　L4–L5 椎间关节　　　L3–L4 椎间关节

L5 椎板　　　L4 椎板

L5 上半棘突　　　黄韧带　　　L4 下半棘突

S1

L4 神经走行根

L5 神经走行根跨越
椎间盘上方

L3–L4 椎间隙

- Kerrison 咬骨钳咬除黄韧带。

潜在风险

　　增生肥厚的黄韧带可能妨碍术者对邻近结构的识别。应避免盲目切除黄
韧带，以减少硬膜撕裂的风险。

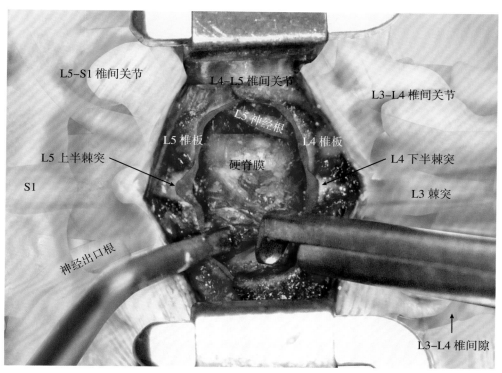

- 切除下位椎节的部分上关节突，减压侧隐窝。

潜在风险

如果切除过多椎板峡部和关节突可能造成医源性骨折。避免过度打薄这些结构，以防止骨折的发生或造成不稳定。

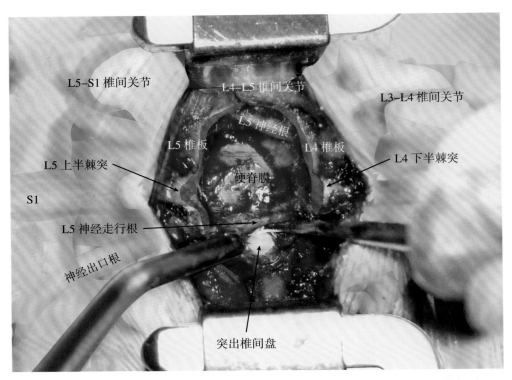

L5-S1 椎间关节 L4-L5 椎间关节   L3-L4 椎间关节

L5 神经根

L5 椎板   L4 椎板

L5 上半棘突   硬脊膜   L4 下半棘突

S1

L5 神经走行根

神经出口根

突出椎间盘

- 暴露硬膜和神经走行根，将走行根柔和地向内牵开，暴露下方突出的椎间盘。

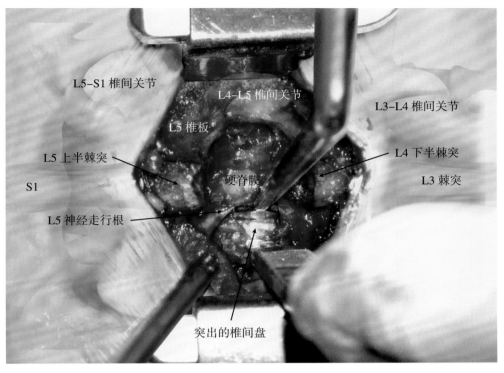

L5–S1 椎间关节

L4–L5 椎间关节

L3–L4 椎间关节

L5 椎板

L5 上半棘突

L4 下半棘突

S1

硬脊膜

L3 棘突

L5 神经走行根

突出的椎间盘

- (尖）刀环切突出的椎间盘。

潜在风险

定位错位时，可能造成椎间盘误切，这种情况多发生于目标节段上方的椎间盘。如果手术中未发现预期的病理状态，则应在切开纤维环之前再次透视确认，以确定正确的节段。

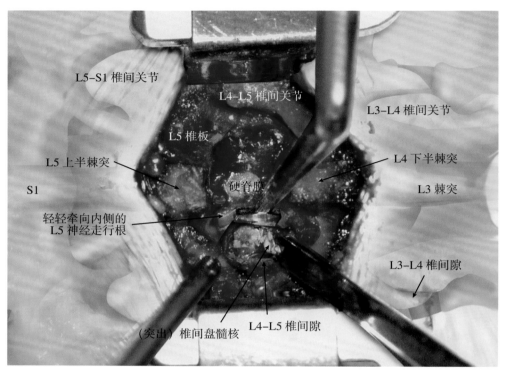

• 髓核钳清除游离髓核。

潜在风险

在摘除椎间盘过程中，如果咬骨钳透过了前纵韧带，可能会发生髂血管的损伤。为避免腹膜后血管的穿透，应了解前纵韧带的解剖位置。

围手术期并发症

- 脑脊液漏：
  - 切除黄韧带或过度牵拉硬脊膜时造成硬膜撕裂。
    - 发生率为 5%~8%。
  - 预防：
    - 增加暴露范围，避免在椎间盘切除术中过度牵拉神经。
    - 先切除肥厚黄韧带浅层，然后松解和切除深层韧带。
- 术中出血：
  - 椎管内钝性分离神经根及硬膜周围组织时容易造成椎管内静脉丛破裂出血。
  - 处理：
    - 用止血海绵（如明胶海绵或双极烧灼）控制出血。
    - 通常不需要放置伤口引流。
- 血管损伤：
  - 在椎间盘摘除过程中，由于前纵韧带穿透而对髂血管造成损伤。
  - 表现为椎间隙内突然大量出血或血压突然下降。
  - 处理：
    - 立即缝合伤口。
    - 使患者仰卧。
    - 积极静脉液体复苏。
    - 行血管修补手术。
- 医源性骨折或不稳定：
  - 椎板切除时椎弓峡部或下关节突切除过多。
  - 预防：
    - 尽量减少关节突关节内侧份的切除；避免磨除椎弓峡部。
    - 切除不应超过关节突关节内侧 1/3。

■ 推荐阅读

[1] Caputy AJ, Luessenhop AJ. Long-term evaluation of decompressive surgery for degenerative lumbar stenosis. J Neurosurg 1992;77(5):669–676 PubMed
[2] German JW, Adamo MA, Hoppenot RG, et al. Perioperative results following lumbar discectomy: comparison of minimally invasive discectomy and standard microdiscectomy. Neurosurg Focus 2008;25(2):E20 PubMed

12 开放腰椎后外侧融合术
Open Posterolateral Lumbar Fusion

术前注意事项

　　在腰椎，尤其是下段腰椎，椎弓根向内侧倾斜。侧位片有助于确定椎弓根的头/尾方向。一般情况下，L3 椎弓根和地面垂直，上段腰椎角度倾向头侧，下段腰椎倾向尾侧。如果椎弓根钉道制备欠佳，可以行半椎板切除，触及内侧壁以获得最佳置钉角度。

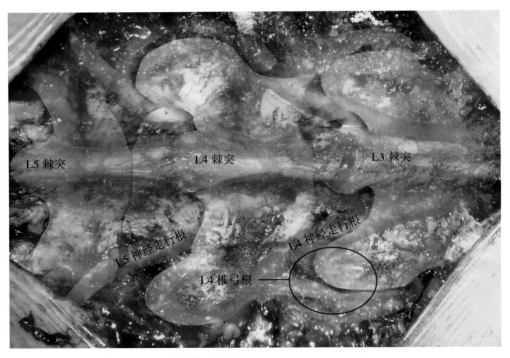

- 骨膜下剥离椎旁肌，显露关节突关节。

神经平面

　　在开放性腰椎椎板切除术和椎间盘切除术中，可见椎旁血管沿关节突关节呈节段性分布。在剥离过程中，这些血管可引起出血；烧灼止血可用来避免过多的出血。

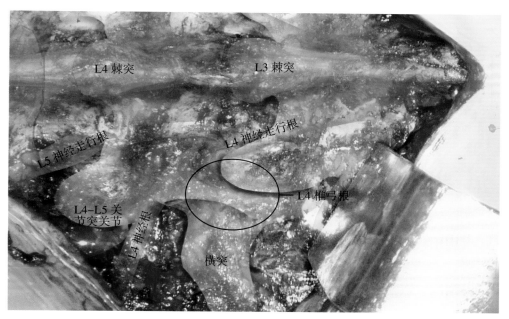

- 切除关节突关节的关节囊、暴露下位椎体的上关节突和横突是确定腰椎椎弓根螺钉进钉点的关键。

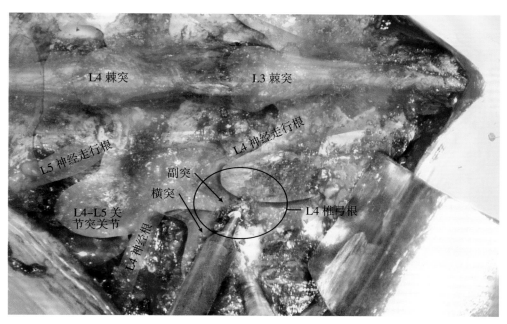

- 椎弓根进钉点。确定横突中线，乳突在关节突关节的下外侧角交界处。

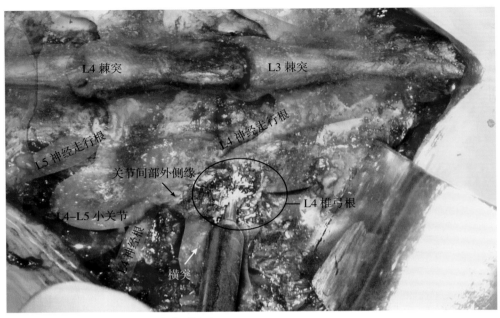

- 峡部用于确定椎弓根的内侧范围。

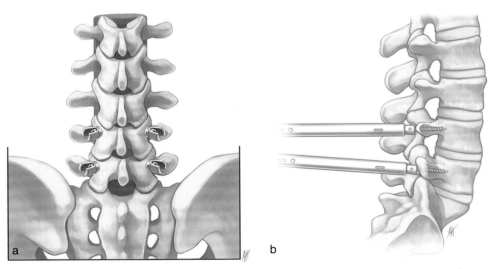

后前位（a）和侧位（b）视图。进钉点位于峡部外侧，关节突关节下方，横突中线水平。如果椎弓根朝向尾侧，应注意改变椎弓根螺钉置入方向。

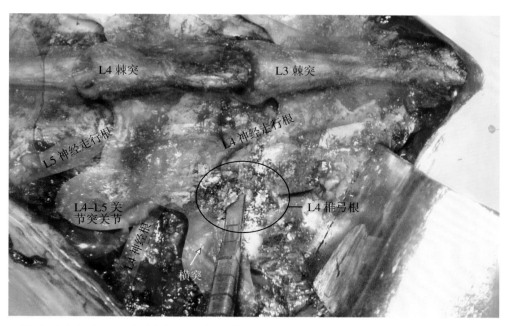

- 保持适度外偏角，轻柔施加压力，将椎弓根探子置入。

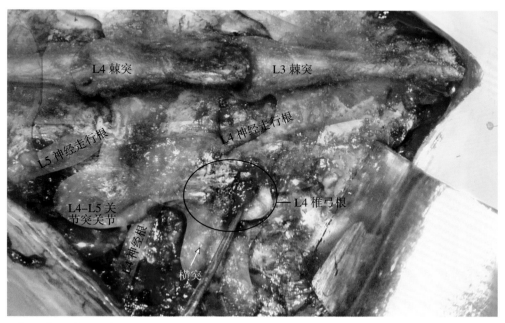

- 探查椎弓根四壁。

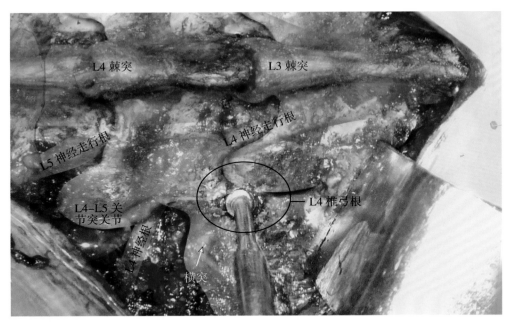

• 对钉道进行攻丝。

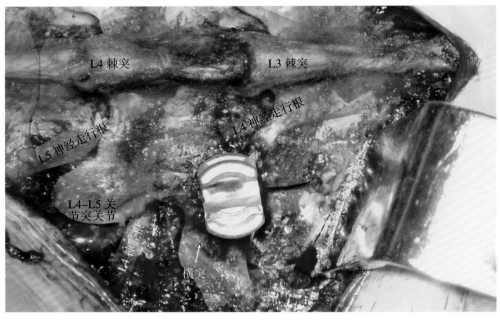

• 置入椎弓根螺钉。

潜在风险

通常如置钉过度偏外或偏内可能导致椎弓根壁的穿透和骨折。确保充分暴露椎弓根进钉点，以避免误置。

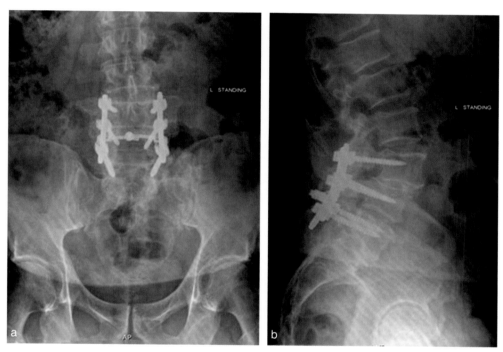

术后正（a）侧（b）位 X 线片。术后 6 个月随访 1 例 L3~L5 后外侧融合术。

围手术期并发症

- **螺钉误置：**
  - 螺钉位置突破椎弓根壁，可能对附近的结构造成损伤，如神经根、脊髓。
    - 发生率约为 5%。
    - 通常发生在椎弓根－椎体交界处（深度 15~20 mm）。
  - 以潜在的背痛、血管、内脏、神经症状或硬脑膜撕裂为特征，可能导致远期固定失败。
    - 2%~11% 的螺钉误置患者会出现神经功能障碍。
  - 预防：
    - 如果置钉困难，可通过椎板切除术或关节突关节切除术增加暴露范围。
    - 利用术前影像学了解患者椎弓根宽度和角度，选择合适大小的内植物。
  - 治疗：
    - 如果发生钉道破裂，可以将进钉点外移，并调整进钉角度。
- **椎弓根骨折：**
  - 一旦发生峡部或椎弓根骨折将会减弱螺钉的把持力，影响固定效果。
  - 危险因素：
    - 峡部缺损。
    - 女性。
    - 吸烟。
  - 治疗：
    - 一些外科医生建议使用钢丝环扎增加螺钉与椎弓根的接合以重建稳定性，达到良好固定效果。

■ 推荐阅读

[1] Esses SI, Sachs BL, Dreyzin V. Complications associated with the technique of pedicle screw fixation. A selected survey of ABS members. Spine 1993;18(15):2231–2238, discussion 2238–2239

[2] Amato V, Giannachi L, Irace C, et al. Accuracy of pedicle screw placement in the lumbosacral spine using conventional technique: computed tomography postoperative assessment in 102 consecutive patients. J Neurosurg Spine 2010;12(3):306–313

[3] Lattig F, Fekete TF, Jeszenszky D. Management of fractures of the pedicle after instrumentation with transpedicular screws: A report of three patients. J Bone Joint Surg Br 2010;92(1):98–102

13 腰椎微创手术暴露

Minimally Invasive Lumbar Exposure

适应证

- 椎间盘髓核摘除术。
- 神经根减压术。
- 后路腰椎融合术。
- 以最小的失血量显露腰椎后方结构，缩短患者恢复时间。

术前注意事项

　　术前正侧位评估十分重要。通常，应用初级扩张套管进行骨膜下剥离，撑开椎旁肌直达椎板。采用微创技术时，解剖标志可能显露困难。

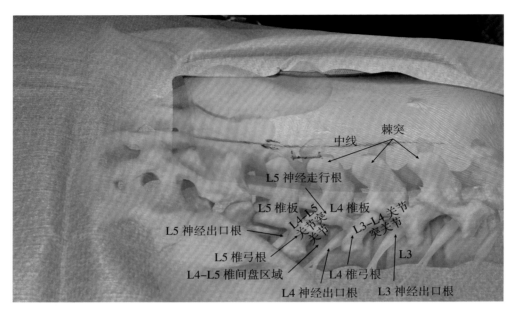

- 通常应用正位透视，明确骨性标志：
  - 中线（棘突）。
  - 椎弓根线（椎弓根外侧缘）。
  - 椎体上终板。
- 皮肤切口线：
  - 椎板切除术采用近正中切口。
  - 腰椎融合术采用中线旁开 1 cm 切口。
  - 皮肤切口的大小取决于最终工作通道的大小（15~26 mm）。

神经平面

　　腰椎微创入路没有真正的神经平面；该入路经过椎旁肌，其神经支配为节段性分布。

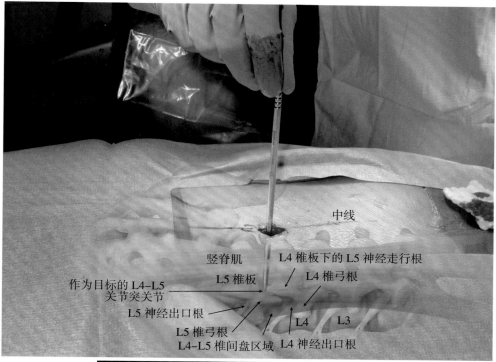

中线

竖脊肌

L4 椎板下的 L5 神经走行根

L5 椎板

L4 椎弓根

作为目标的 L4–L5
关节突关节

L5 神经出口根

L5 椎弓根

L4-L5 椎间盘区域

L4 神经出口根

L4

L3

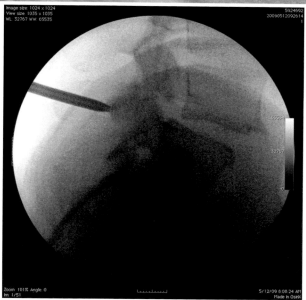

• 应用侧位片确定初级扩张通道正对目标椎间隙。

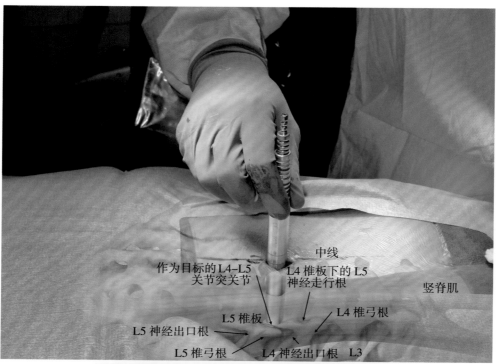

作为目标的L4–L5
关节突关节

中线

L4 椎板下的 L5
神经走行根

竖脊肌

L5 椎板

L4 椎弓根

L5 神经出口根

L5 椎弓根

L4 神经出口根　L3

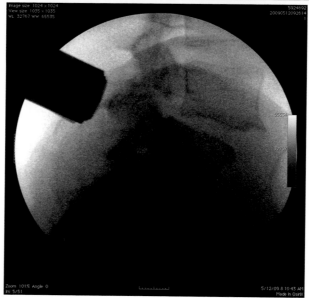

- 顺次置入不同型号的扩张器，从而获得充分的手术操作区域：
  - 轻柔旋转扩张器，撑开椎旁肌肉及软组织。

　　牵开器放置不当影响直视下操作可能导致减压不充分。透视确认、细致止血和旋转手术床可以改善视野。

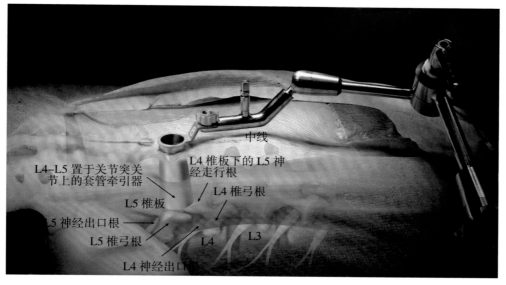

- L4–L5 置于关节突关节上的套管牵引器
- 中线
- L4 椎板下的 L5 神经走行根
- L5 椎板
- L4 椎弓根
- L5 神经出口根
- L5 椎弓根
- L4
- L3
- L4 神经出口

● 最终工作套管建立并稳固固定在手术床上。

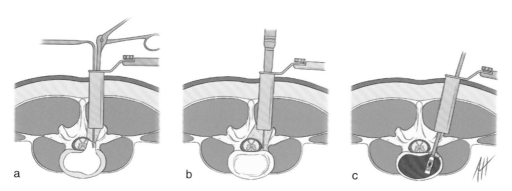

横截面：根据术式确定管道放置位置。a.微创椎间盘切除术。b.微创椎板切除术。c.微创经椎间孔椎体融合术。

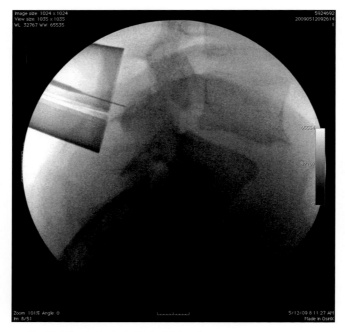

● 通过侧位片来确定目标椎间隙。

14 微创椎板切除术
Minimally Invasive Laminectomy

术前注意事项

正确的体位和良好的术中影像及合适大小的撑开器对本术式非常重要。较小直径的牵开器，能置于关节突关节内侧便于减压。管道移动可致肌肉进入手术视野，一旦通道位置良好，应牢固固定，避免移位。

如果术中发生硬膜撕裂，处理方法与开放手术相同，尽可能行硬膜修补术。

通过预处理防止椎管内静脉丛出血。有以下几种方法：①利用 Jackson 手术床降低腹压；②进入椎管后，双极电凝预处理可能出血部位；③使用止血材料。

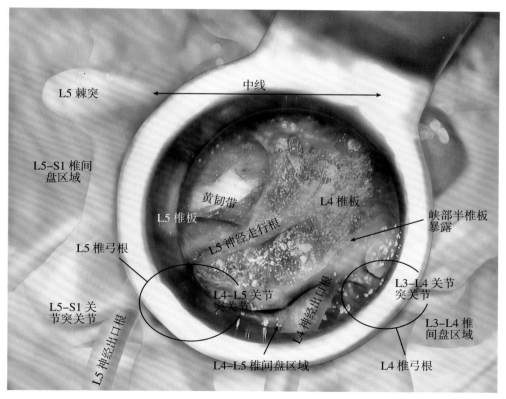

L5 棘突

中线

L5-S1 椎间盘区域

黄韧带

L4 椎板

L5 椎板

峡部半椎板暴露

L5 神经走行根

L5 椎弓根

L4-L5 关节突关节

L3-L4 关节突关节

L5-S1 关节突关节

L4 神经出口根

L3-L4 椎间盘区域

L5 神经出口根

L4-L5 椎间盘区域

L4 椎弓根

• 单侧椎板显露。

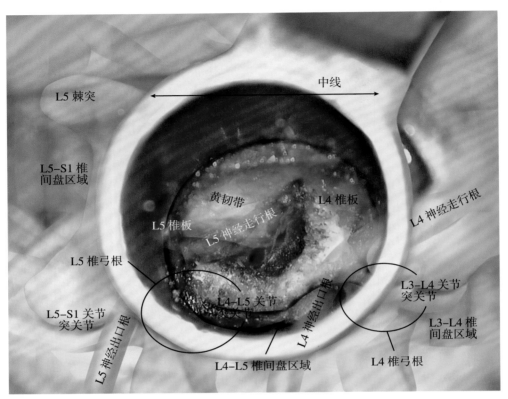

中线

L5 棘突

L5–S1 椎间盘区域

黄韧带

L4 椎板

L5 椎板

L5 神经走行根

L4 神经走行根

L5 椎弓根

L5–S1 关节突关节

L4–L5 关节突关节

L3–L4 关节突关节

L4 神经出口根

L3–L4 椎间盘区域

L5 神经出口根

L4–L5 椎间盘区域

L4 椎弓根

- 使用高速磨钻去除椎板。

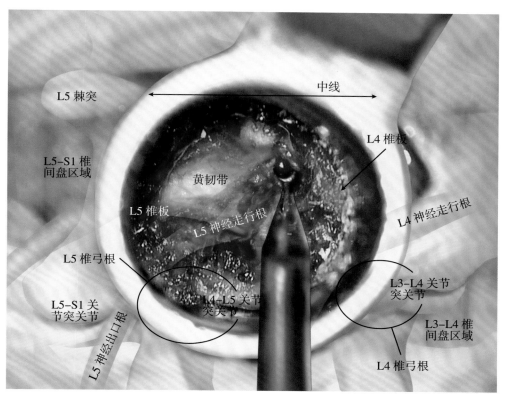

- 潜行咬除 L4–L5 关节突关节侧方峡部骨质。

潜在风险

过度切除峡部和下关节突骨质可能造成医源性骨折。避免过度打薄上述结构，防止出现骨折及失稳。

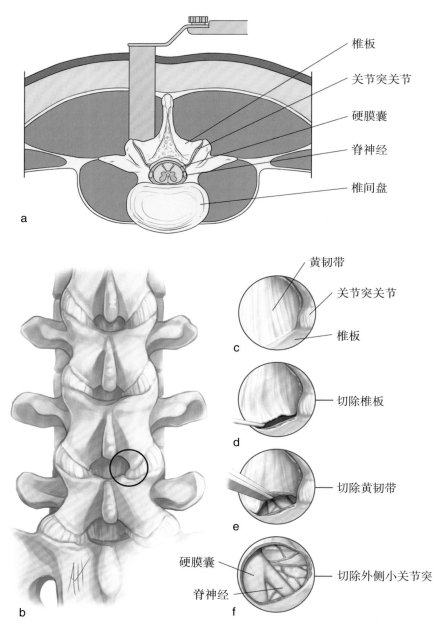

横截面和俯视位显露。a、b. 进入点位于中线旁开 2 cm，目标间隙上位椎板黄韧带止点附着处。如果需要进行双侧减压术，则使用距中线 3~4 cm 的进入点，通过调整角度可减压至对侧。c~f. 切除部分上位椎板、连接的黄韧带和关节突关节，暴露位于深面的硬膜和神经根。

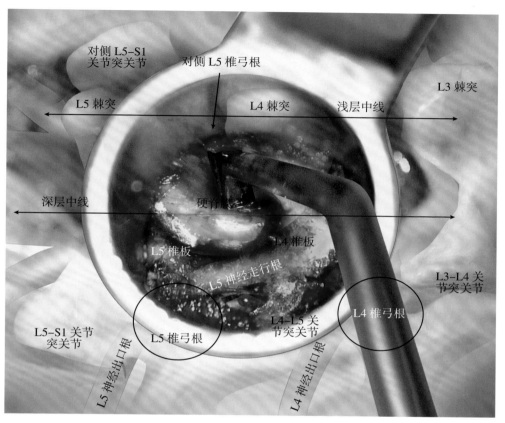

- 探查对侧椎弓根和侧隐窝。

潜在风险

切除黄韧带或过度牵拉硬膜可造成硬膜撕裂。硬膜撕裂的修复类似于开放性手术。

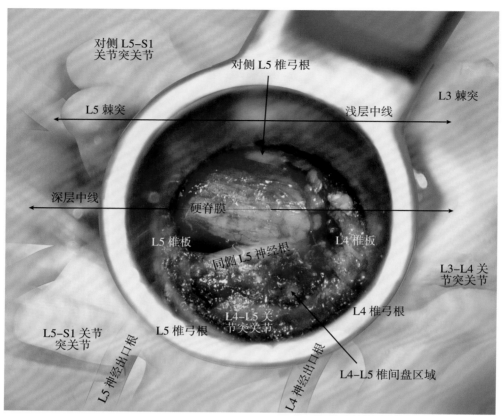

- 减压时，将通道向内侧倾斜；因此，在减压过程中可潜行减压中线结构。
- 全椎板切除后，硬膜减压充分，椎旁肌得以保留。

围手术期并发症

见"11 开放性椎板切除和椎间盘切除术"中的并发症,其同样可在微创手术中发生。

■ 推荐阅读

[1] Nerland US, Jakola AS, Solheim O, et al. Minimally invasive decompression versus open laminectomy for central stenosis of the lumbar spine: pragmatic comparative effectiveness study. BMJ 2015;350:h1603

15 微创极外侧椎间盘切除术

Minimally Invasive Far Lateral Diskectomy

术前注意事项

　　极外侧椎间盘突出多影响神经孔内的出口根。因此，标准的半椎板切除术中如不进行过度或完全的关节突切除，无法显露突出的椎间盘。因为骶骨翼和髂骨翼的阻挡，L5-S1椎间盘突出髓核摘除往往会更加困难。

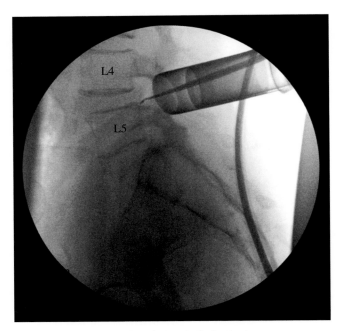

● 术中侧位透视明确目标间隙非常重要。

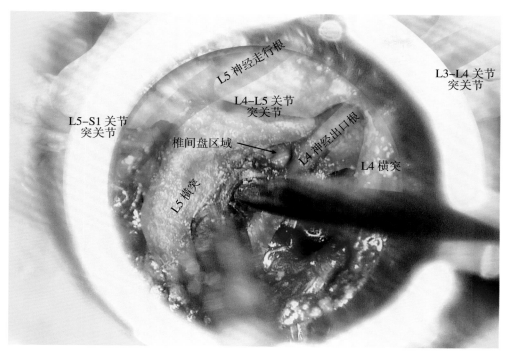

- 切口通常在中线旁开 4 cm 处。工作通道置于峡部外侧与横突下缘。

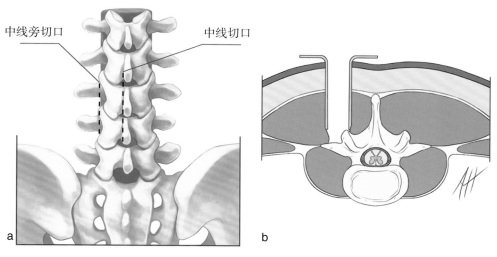

入口点的正位（a）和横断位（b）视图。注意切口位置与常规中线切口位置不同。管状工作通道经肌肉置于关节突关节表面，椎间孔上方。

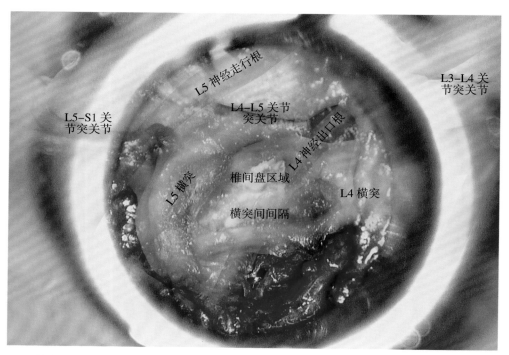

• 通道放置于 L4–L5 关节突关节外侧向对接。

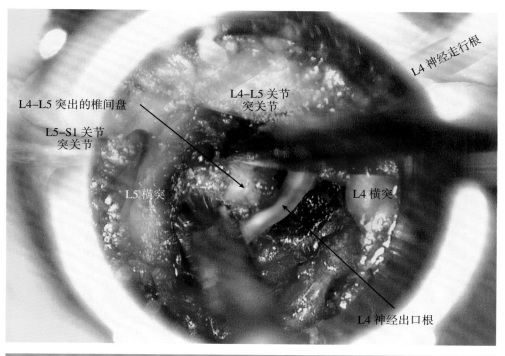

L4 神经走行根

L4–L5 关节突关节

L4–L5 突出的椎间盘

L5–S1 关节突关节

L5 横突

L4 横突

L4 神经出口根

潜在风险

横突间组织分离时出血较多。如果不加以控制，出血可能导致视野不清，进一步导致减压不充分。

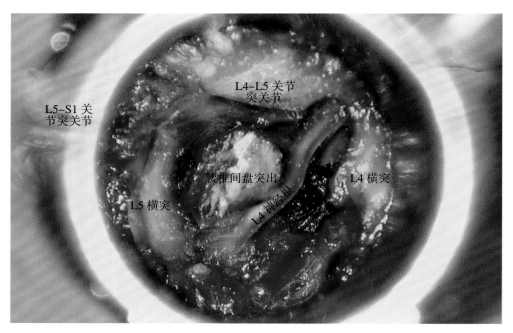

- 突出的椎间盘通常将神经根推向背外侧。

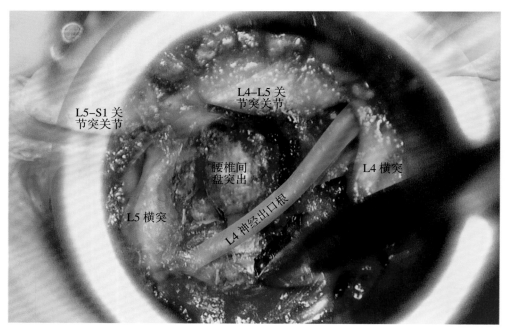

- 将神经根轻柔向上推移，以暴露深面椎间隙。

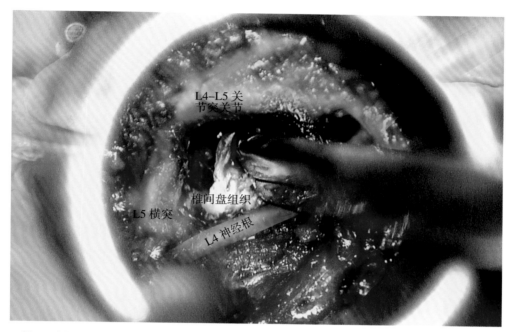

- 使用髓核钳夹取出游离髓核。

潜在风险

暴露和切除突出椎间盘时可发生医源性神经根损伤。应避免过度牵拉神经根。

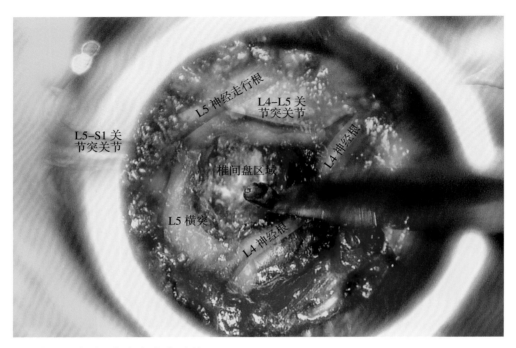

• 刮匙置入椎间隙清除残余髓核。

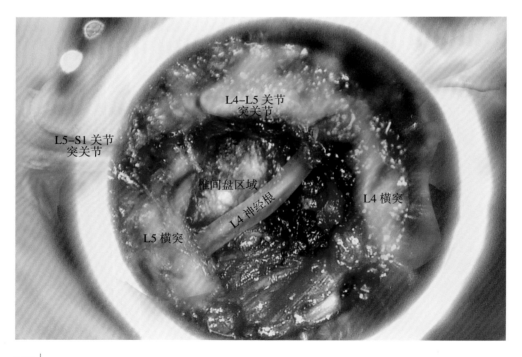

围手术期并发症

见"11 开放性椎板切除和椎间盘切除术"中的并发症，其同样可在微创手术中发生。

推荐阅读

[1] Salame K, Lidar Z. Minimally invasive approach to far lateral lumbar disc herniation: technique and clinical results. Acta Neurochir (Wien) 2010;152(4):663–668

16 微创经腰椎间孔椎间融合术

Minimally Invasive Transforaminal Lumbar Interbody Fusion (TLIF)

充分显露椎间盘非常重要。完全切除上位椎体的下位关节突及下位椎体的上位关节突表面覆盖的骨质，充分处理椎间隙是融合的关键。处理终板时应联合使用刮匙和 Kerrison 咬骨钳。术中透视避免损伤前纵韧带。使用铰刀和刮匙时应避免损伤终板，防止植入物下沉。

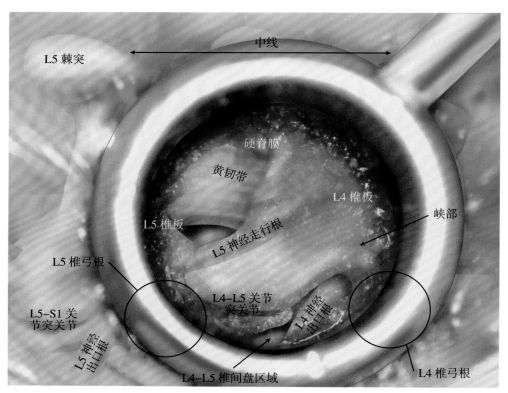

• 工作通道置于病变节段，去除部分椎旁肌有利于显露。

肌肉收缩突入视野影响显露。应从手术区域移除所有软组织结构。

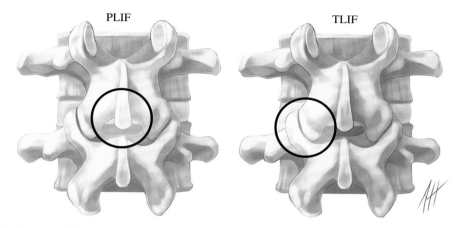

正位片。左图为后路腰椎椎体间融合术（PLIF）的工作区。右图为经腰椎间孔椎间融合术（TLIF）的工作区，进入点位于关节突表面多裂肌和最长肌之间。

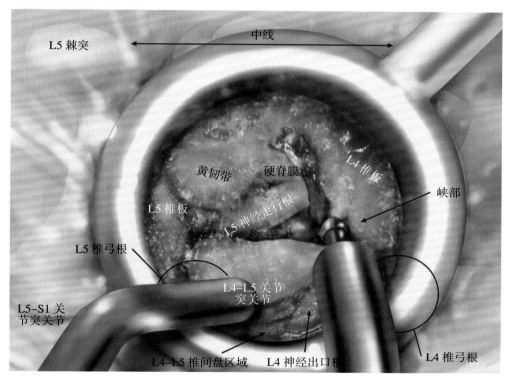

- 暴露椎板后，高速磨钻行椎板切除，显露黄韧带。
  - 椎板切除术通过峡部向外侧延伸。
  - 保留切除骨质。

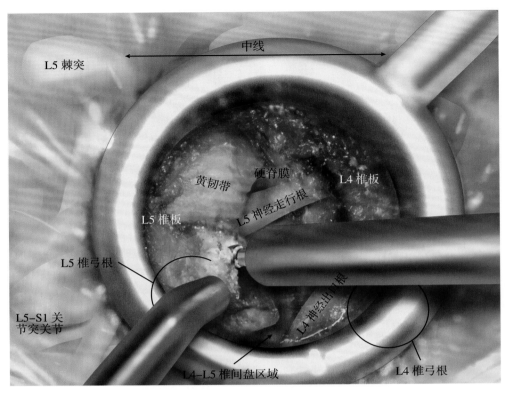

- 向头侧咬除椎板，直到显露黄韧带起点。
  - 通常可看到硬膜外脂肪或硬膜。
- 这是椎板向头侧切除的标志。
  - 磨钻向外侧磨透关节突峡部。

潜在风险

在椎板切除术和关节突切除术中可能损伤椎弓根。显露范围应足够，避免钻入椎弓根。

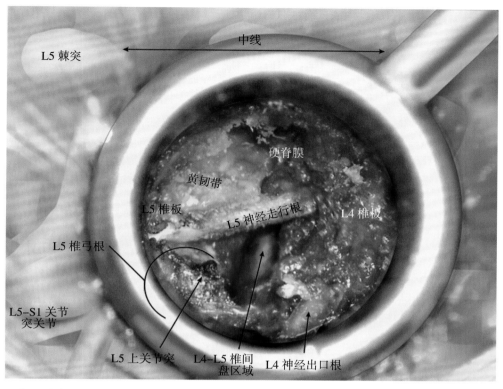

- 磨透峡部，即可移除下关节突，完整切除关节突关节即可显露椎间隙。

潜在风险

关节突关节残留可能导致椎间隙显露不佳和操作受限，椎间融合器过小，增加了融合器移位和假关节形成的风险。因此，完整切除关节突关节，再行黄韧带切除术。

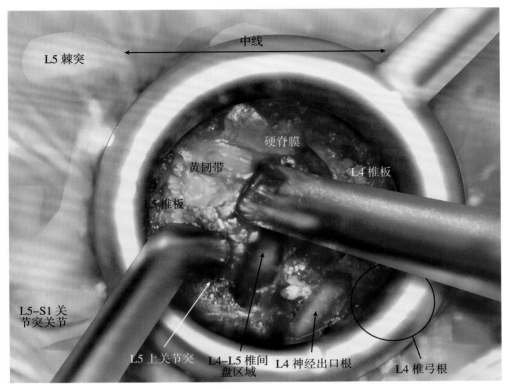

- 现在可以切除黄韧带。
- 由于黄韧带对硬膜的保护作用，在切除关节突关节时应保持黄韧带的完整性。

潜在风险

切除黄韧带的过程中或牵拉硬膜可致硬膜撕裂。在减压完成之前，特别是在对侧神经未完全解压前，应避免切除黄韧带。

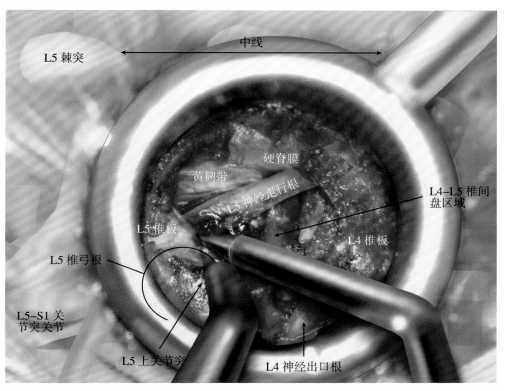

L5 棘突

中线

硬脊膜

黄韧带

L5 神经走行根

L4–L5 椎间盘区域

L5 椎板

L4 椎板

L5 椎弓根

L5–S1 关节突关节

L5 上关节突

L4 神经出口根

- 椎间盘表面的静脉丛可用双极电凝止血。

潜在风险

椎管内静脉丛出血可导致出血量增加甚至硬膜外血肿形成。仔细用双极电凝或明胶海绵止血。

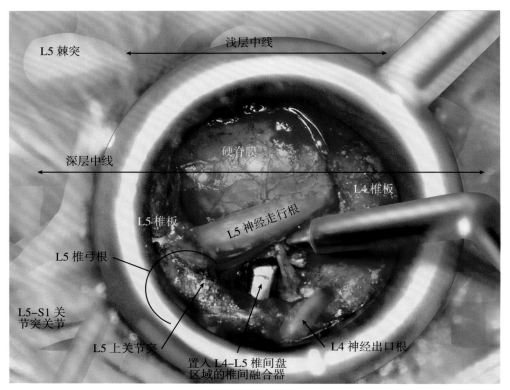

L5 棘突 — 浅层中线

深层中线 — 硬脊膜 — L4 椎板

L5 椎板 — L5 神经走行根

L5 椎弓根

L5-S1 关节突关节

L5 上关节突 — 置入 L4-L5 椎间盘区域的椎间融合器 — L4 神经出口根

- 处理椎管内静脉丛后，显露 L5 椎弓根和 L4–L5 椎间盘。
  - 走行根（L5）正好位于椎弓根的内侧。
  - 出口根（L4）位于椎间隙上方。无须常规显露。

潜在风险

　　神经根损伤可能在摘除椎间盘或置入椎间融合器时发生，应避免过度牵拉神经根。

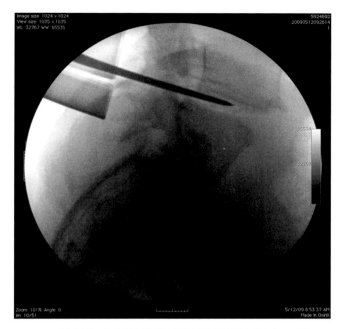

- TLIF 的操作空间外侧紧邻神经根管中的出口根。
    – 处理椎间隙时应行术中侧位的透视。

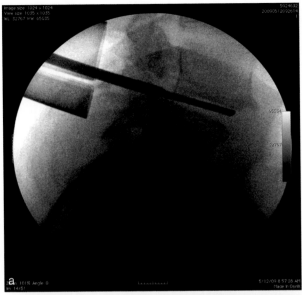

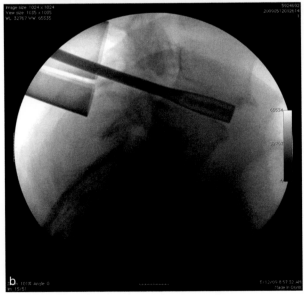

● 联合使用铰刀和终板刮刀处
理椎间隙，去除椎间盘。

潜在风险

　　由于工作区域小和视野不佳，可能会出现减压不充分。可通过辨认椎弓
根、峡部及黄韧带等解剖标志确保减压充分。

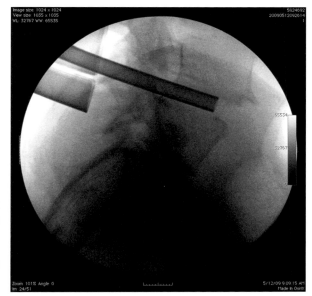

- 椎间盘切除及终板植骨床处理完成后，可用骨漏斗进行植骨。
  – 可用椎板切除术中收集的自体骨行椎体间植骨融合。

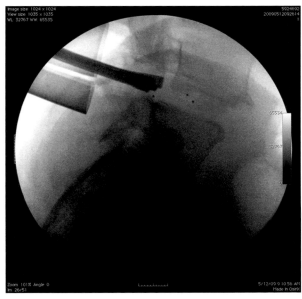

- 打入椎间融合器。
  – 置入椎间融合器时，应注意保护神经根。

潜在风险

　　椎间隙处理不充分、软骨终板破坏或前纵韧带损伤可能导致融合器位置不佳。在取出椎间盘组织时避免过度使用刮刀。术中透视以确保终板的处理和椎间融合器的置入。

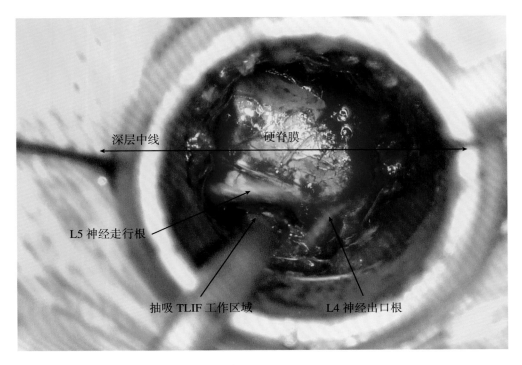

深层中线　　　硬脊膜

L5 神经走行根

抽吸 TLIF 工作区域　　　L4 神经出口根

- 椎间融合器置入预处理好的椎间隙：
  - 椎间融合器斜向中线。
- 工作管道向内侧倾斜行对侧减压。

围手术期并发症

- **神经根损伤：**
  - 牵拉、置入椎间融合器或硬膜外血肿压迫可造成神经根的直接损伤。
    - 多见于下位神经根。
  - 预防：
    - 使用管状撑开器保持内外侧充分显露。
    - 在行椎间盘切除术前应确认和保护神经根。
- **硬膜撕裂和脑脊液漏：**
  - 减压或黄韧带切除时的直接损伤。
    - 由于术中硬膜显露有限，此并发症罕见。
  - 预防：
    - 在同侧或对侧椎管减压时应保持黄韧带的完整性。
      - 对侧神经减压时，在黄韧带保护下，应将硬膜囊向腹侧推移。
  - 治疗：
    - 难以修复。
    - 明胶海绵或其他硬膜密封剂覆盖，减小无效腔和降低脑脊液渗漏的风险。
- **椎间融合器误置和移位：**
  - 椎间盘处理不充分，骨性终板破坏，或前纵韧带损伤，可导致椎间融合器位置不当。
  - 椎间融合器位置不当可导致疼痛和神经症状。
  - 预防：
    - 术中透视，降低终板损伤或穿透的风险。
    - 融合器置入时应超过椎体中线，降低移位的风险。
- **假关节：**
  - 也称为骨不连。
  - 以持续的疼痛或神经症状为特征。
  - 危险因素：
    - 椎间盘切除或减压不充分。
    - 终板准备不充分。
    - 椎间融合器大小不合适。
  - 预防：
    - 通过工作通道显露保持良好视野。
      - 保证充分的减压和椎间盘的摘除。
    - 刮刀插入椎间隙，利用旋转的力量，以切除椎间盘和软骨终板。

■ **推荐阅读**

[1] Wong AP, Smith ZA, Nixon AT, et al. Intraoperative and perioperative complications in minimally invasive transforaminal lumbar interbody fusion: a review of 513 patients. J Neurosurg Spine 2015;22(5):487–495

[2] Knox JB, Dai JM III, Orchowski J. Osteolysis in transforaminal lumbar interbody fusion with bone morphogenetic protein-2. Spine 2011;36(8):672–676

17 微创椎弓根钉置入术
Mini-Open Pedicle Screw Placement

    腰椎椎弓根宽度由头侧向尾部逐渐增加。二维透视和神经电生理监测下进行椎弓根螺钉钉道制备。在影像学上明确椎弓根皮质边界，有助于精确椎弓根螺钉置入。

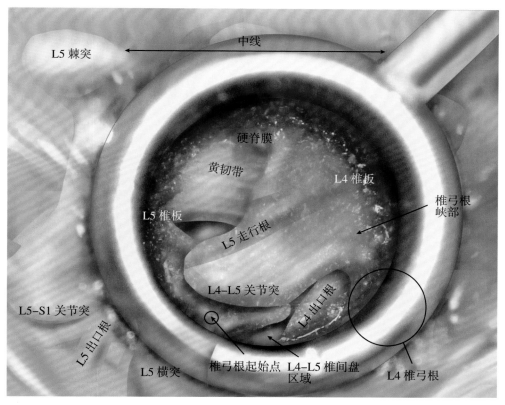

- 工作通道内明确椎弓根进针点，以便于在冠状位上调整内外偏角度。

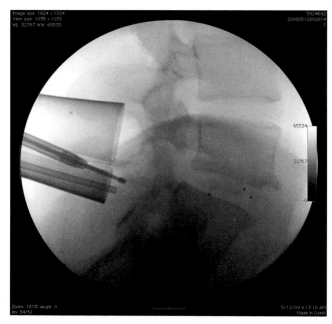

- 侧位透视成像被用来确认椎弓根钉头尾倾的方向。

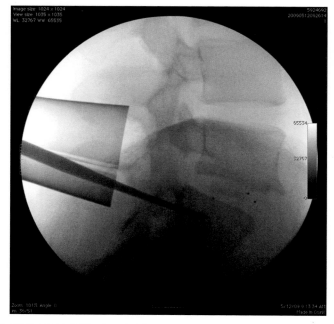

- 在直接侧位透视成像下，由椎弓根进针点置入开路器，到达预期深度。

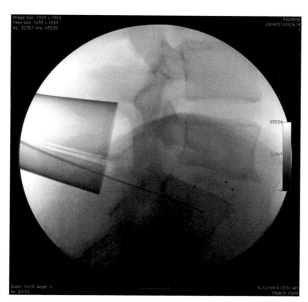

● 探查通道。

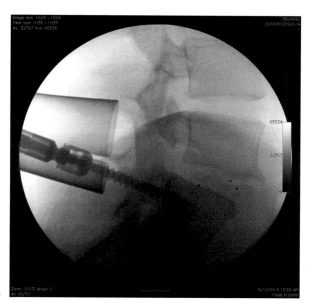

● 置入螺钉。

潜在风险

　　置入螺钉时可能发生椎弓根损伤或穿透。术中透视可预防椎弓根内壁和外壁穿透。

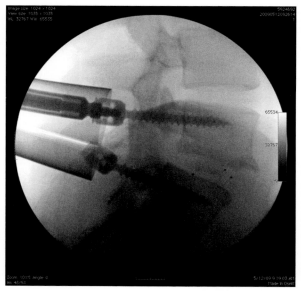

● 邻近节段上重复上述操作。

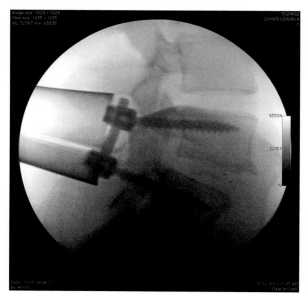

● 经通道放置连接棒并锁定。

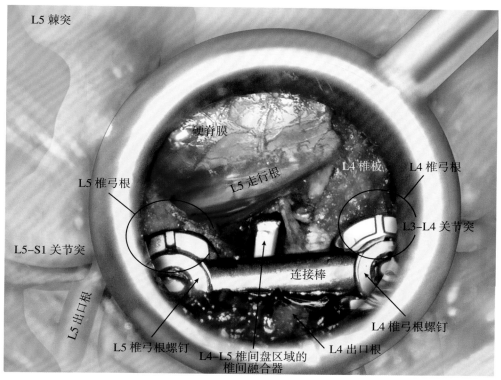

- 术中所见。

围手术期并发症

- **椎弓根损伤：**
  - 椎弓根螺钉头尾 / 内外方向误置所致。
  - 发生率为 0.71%~4.68%。
  - 表现为：
    - 神经根或脊髓损伤（内壁或下壁穿透）。
    - 主动脉、节段血管、肺实质损伤或气胸（外侧壁穿透）。
    - 主动脉、腔静脉、食管损伤（前壁穿透）。
  - 预防：
    - 可采用前后位及侧位片及术中透视，或 CT 扫描确认。
    - 术后 CT 可确认螺钉位置。
- **螺钉退钉 / 内固定失败：**
  - 由于椎弓根螺钉误置所致。
  - 预防：
    - 在高风险患者中，使用骨水泥、羟基磷灰石、磷酸钙或碳酸磷灰石加固钉道。

■ 推荐阅读

[1] Soriano-Sánchez JA, Ortega-Porcayo LA, Gutiérrez-Partida CF, et al. Fluoroscopy-guided pedicle screw accuracy with a mini-open approach: a tomographic evaluation of 470 screws in 125 patients. Int J Spine Surg 2015;9:54

[2] Robertson PA, Stewart NR. The radiologic anatomy of the lumbar and lumbosacral pedicles. Spine 2000;25(6):709–715

18 经皮椎弓根螺钉置入术

Percutaneous Pedicle Screw Placement

术前注意事项

　　重要解剖结构难以直接显示，高质量的图像有助于引导螺钉置入。因此，在铺单前应充分评估患者的体位。术区应方便术中 C 臂透视。

体表标志

- 臀裂。
- 胸椎及腰椎棘突。
  - 手术目标节段必须经由透视成像确认。

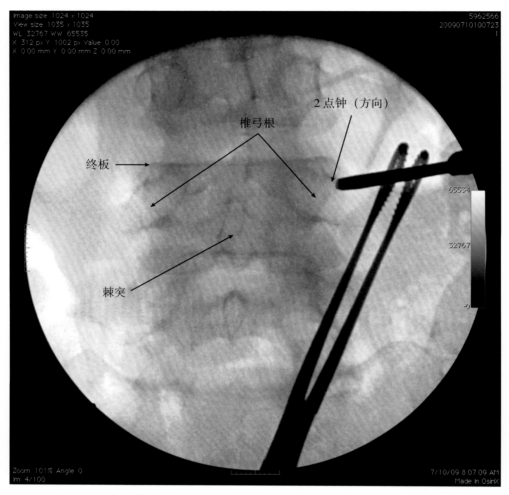

- 终板投影水平化，棘突位于两侧椎弓根投影正中，椎弓根投影 2 点钟方向置入 Jamshidi 针。

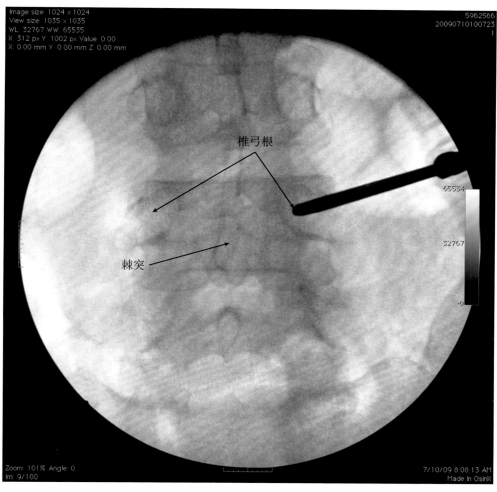

- Jamshidi 穿刺针进入 15 mm，直至其位于椎弓根的中央。

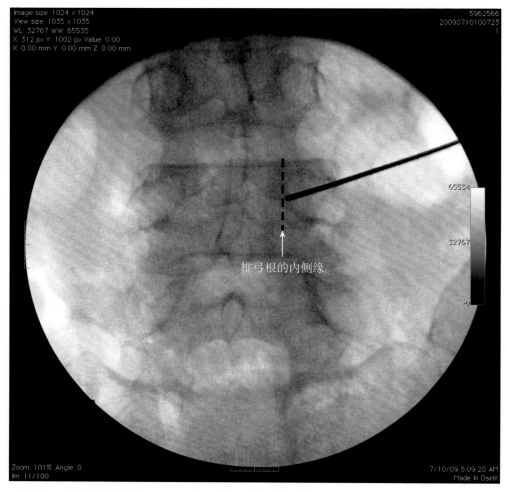

椎弓根的内侧缘

• 随后，导针继续进入 10 mm 直至其在前后位图像上触及椎弓根的内壁。

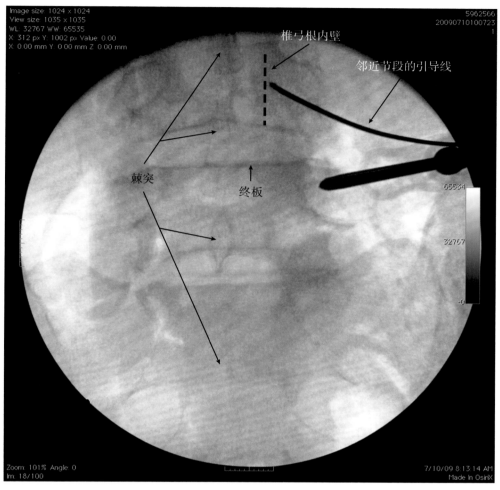

• 在相邻节段重复上述步骤。终板水平化与棘突位于椎体中央是精确置入经皮椎弓根螺钉的关键步骤。

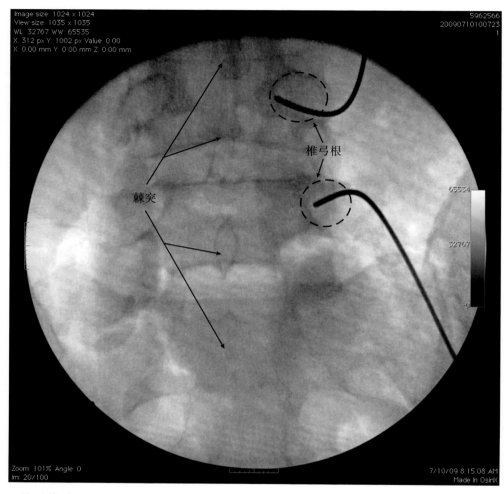

● 前后位片显示，导针位置良好。

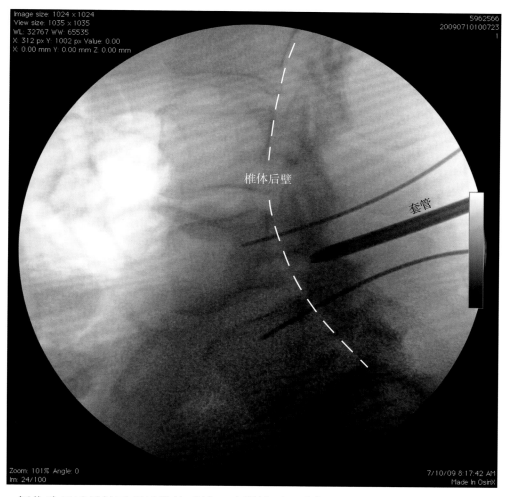

- 侧位片显示导针已超过椎体后缘。这样就可以确保导针在进入椎体前尚未穿透椎弓根内壁，这一步骤极为重要。然后，在两根导针中间置入导管。

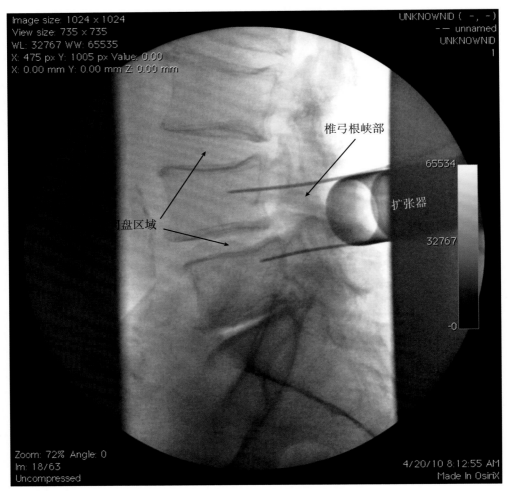

椎弓根峡部

椎盘区域

扩张器

- 工作通道置于峡部及椎间隙水平，如前所述处理椎间隙。

潜在风险

后续步骤中谨防导针脱出。侧位透视下应确保导针超过椎体后缘适当深度。

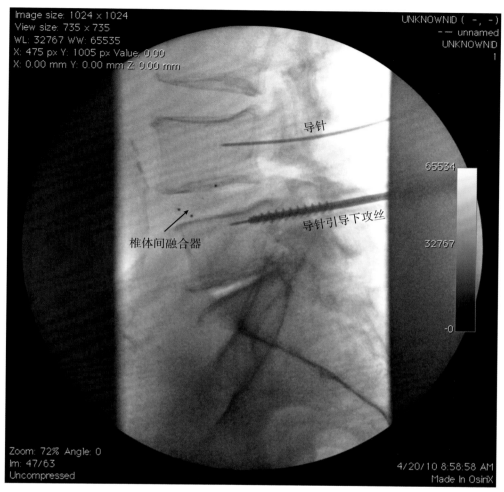

• 导针引导下进行攻丝。

潜在风险

在攻丝过程中应控制其深度，以防导针被带入致其穿入腹膜。常规侧位片透视有助于避免攻丝或置钉过程中的意外。

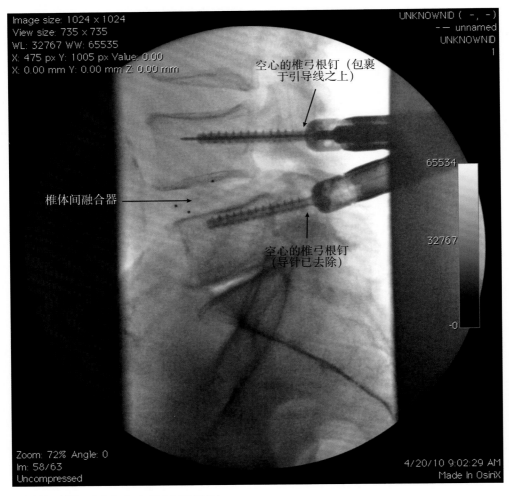

空心的椎弓根钉（包裹于引导线之上）

椎体间融合器

空心的椎弓根钉（导针已去除）

• 导针引导下置入空心椎弓根螺钉。

潜在风险

　　空心椎弓根螺钉置入时入钉点进针困难可致椎弓根损伤。多次高质量透射可避免椎弓根壁破裂。

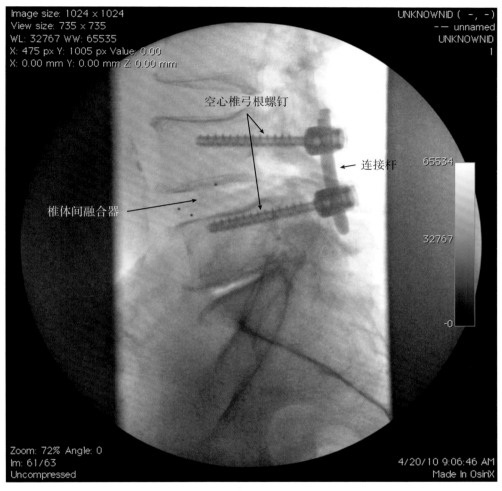

Image size: 1024 × 1024
View size: 735 × 735
WL: 32767 WW: 65535
X: 475 px Y: 1005 px Value: 0.00
X: 0.00 mm Y: 0.00 mm Z: 0.00 mm

UNKNOWNID (-, -)
-- unnamed
UNKNOWNID
1

空心椎弓根螺钉

连接杆

65534

椎体间融合器

32767

-0

Zoom: 72% Angle: 0
Im: 61/63
Uncompressed

4/20/10 9:06:46 AM
Made In OsiriX

- 移除导丝，经肌肉下置入连接杆，并适当加压。

潜在风险

　　椎弓根螺钉误置可能致椎弓根壁穿透，在锁紧前再次透视以确保螺钉位置良好。

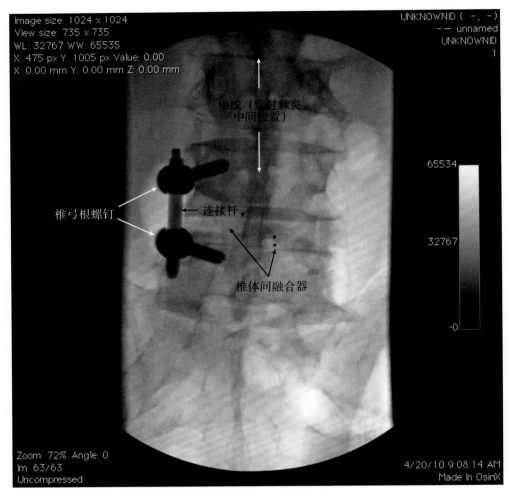

• 末次正位片，融合器位置居中，螺钉适度加压。

围手术期并发症

- **导针前移或脱出：**
  - 进钉点位移、攻丝或进钉改道所致。
  - 预防：
    - 确保导丝进入椎体适当深度。
    - 标记导针深度，避免攻丝或置钉时导针前移。
- **椎弓根壁破裂：**
  - 椎弓根钉头尾 / 内外误置所致。
  - 可能出现：
    - 神经根或脊髓损伤（内壁或下壁穿透）。
    - 主动脉、节段血管、肺实质损伤或气胸（外侧壁穿透）。
    - 主动脉、腔静脉、食管损伤（前壁穿透）。
  - 预防：
    - 通过术中前后位和侧位 X 线片、透视或 CT 扫描来确认螺丝的位置。
    - 术后 CT 可确认螺钉的位置及附近内脏和神经血管结构的完整性。
- **螺钉退钉 / 内固定失败：**
  - 由于椎弓根螺钉误置所致。
  - 预防：
    - 在高风险患者中，使用骨水泥、羟基磷灰石、磷酸钙或碳酸磷灰石加固钉道。

■ 推荐阅读

[1] Bydon M, Xu R, Amin AG, et al. Safety and efficacy of pedicle screw placement using intraoperative computed tomography: consecutive series of 1 148 pedicle screws. J Neurosurg Spine 2014;21(3):320–328

[2] Gautschi OP, Schatlo B, Schaller K, et al. Clinically relevant complications related to pedicle screw placement in thoracolumbar surgery and their management: a literature review of 35 630 pedicle screws. Neurosurg Focus 2011;31(4):E8

19 极外侧椎间融合术

Extreme (eXtreme) Lateral Interbody Fusion

■ 腰椎侧方入路

适应证

- 脊柱融合。
- 椎体次全切除。
- 椎间盘切除。
- 椎体组织活检。
- 腰大肌脓肿引流。
- 椎体感染病灶清除。

■ 手术体位

腰椎侧方入路的体位与胸椎侧方入路相似。请参阅"9 微创胸椎切除术"，以获得详细的体位说明。

体表标志

- 第 12 肋。
- 耻骨联合。
- 腹直肌外侧缘。
  - 距中线 5 cm。

术前注意事项

术中良好的透视非常关键。调整手术床，使垂直地面的 C 臂可获得较佳的透视效果。为了避免损伤后方神经组织，暴露往往容易偏前。然而，撑开器本身的设计就有避免后方神经组织受压的作用。因此，椎间盘侧方中点即为理想的进针点。这样在暴露过程中，椎间盘前份得到保护。多节段手术中可以采用同一切口，但筋膜切开的位置及腰大肌撑开的位置不同。在退变性脊柱侧弯中，双侧均可恢复脊柱序列，但从凹侧进入更加容易，方便在同一切口内进行多节段的操作。为获得平行的撑开、内植物理想的生物位置及恢复理想的冠状序列，必须打透对侧的纤维环。

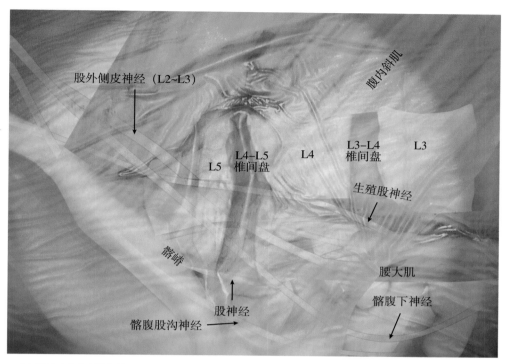

股外侧皮神经（L2~L3）

腹内斜肌

L4-L5
椎间盘

L5

L4

L3-L4
椎间盘

L3

生殖股神经

髂嵴

股神经

髂腹股沟神经

腰大肌

髂腹下神经

- 患者取标准侧卧位。
- 患者取正侧卧位，对术中获得标准的椎间隙图像非常重要。
- 正侧位明确目标间隙。

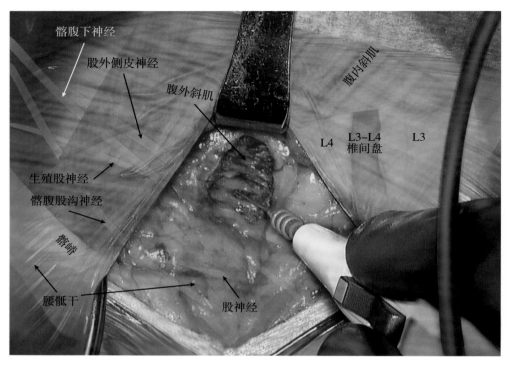

髂腹下神经

股外侧皮神经

腹外斜肌

腹内斜肌

L4　L3–L4　L3
椎间盘

生殖股神经

髂腹股沟神经

髂嵴

腰骶干

股神经

• 切开皮肤，暴露腹外斜肌的纤维。

神经平面

　　此入路无神经平面。沿皮肤切口分离腹壁肌肉后不会发生失神经支配现象。

潜在风险

　　避免牵拉时间过长而造成腰丛损伤。建议每个节段的操作时间不应超过20分钟。

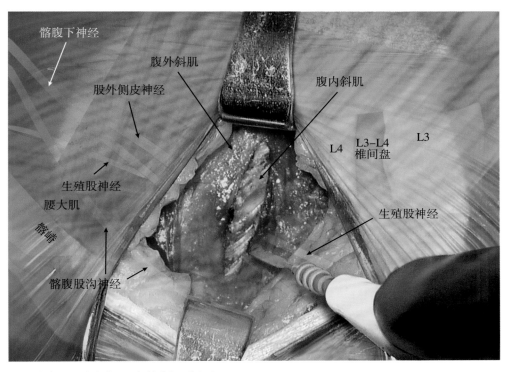

- 腹内斜肌纤维位于腹外斜肌深面。
  - 这些纤维排列方向互相垂直。

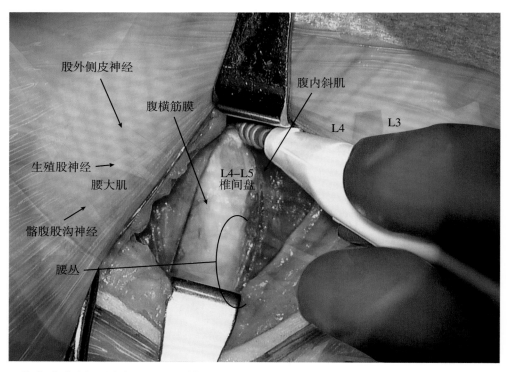

• 分离腹内斜肌纤维，显露腹横筋膜。

潜在风险

　　在放置撑开器前的暴露过程中可发生内脏损伤（穿孔、大血管损伤、肾输尿管损伤）。置入撑开器前应用手指仔细探查分离，避免腹膜后腔脏器损伤。

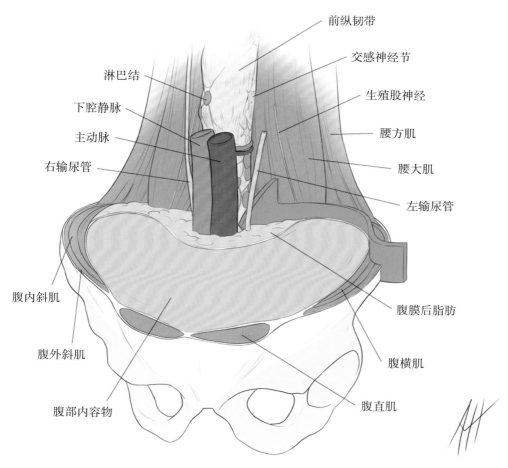

淋巴结

下腔静脉

主动脉

右输尿管

前纵韧带

交感神经节

生殖股神经

腰方肌

腰大肌

左输尿管

腹内斜肌

腹外斜肌

腹部内容物

腹膜后脂肪

腹横肌

腹直肌

图片显示内脏结构与椎体之间的解剖关系。可以利用腰大肌与主动脉之间的间隙进行椎体间融合术（绿色箭头所示）。

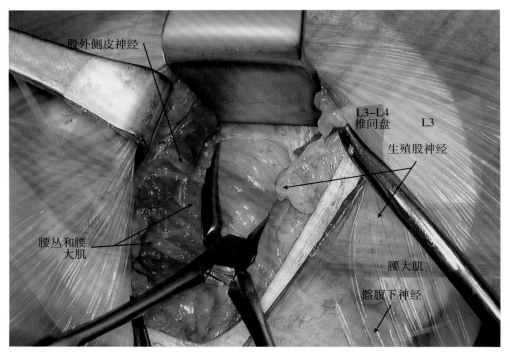

股外侧皮神经

L3-L4
椎间盘　　　L3

生殖股神经

腰丛和腰
大肌

腰大肌

髂腹下神经

- 切开腹横筋膜，暴露腹膜后脂肪。

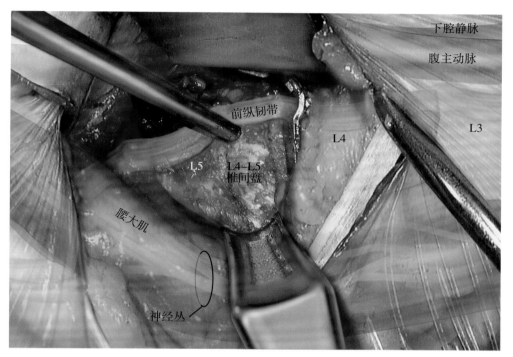

- 辨认腰大肌界限，在神经电生理监测下直接将腰大肌分开或向后方推移。
- 腰丛穿行于腰大肌内，所以要注意避免损伤腰椎神经根，尤其是L4–L5神经根。
- 用双极电凝来烧灼残余肌纤维，以暴露椎间盘。

潜在风险

　　在处理腰大肌时易发生神经损伤（尤其是腰丛或交感神经节）。神经电生理监测有助于定位神经分布。如果刺激到腹侧的腰丛有必要重新定位分离。

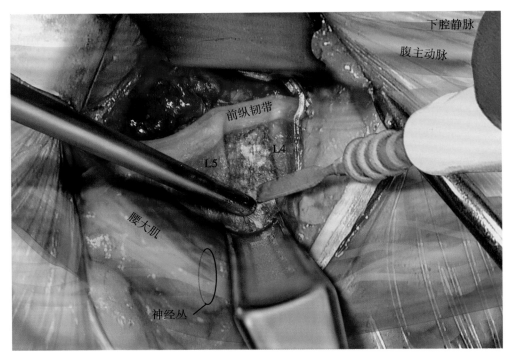

- 暴露椎间隙，处理椎间盘。
  - 注意后向牵开叶片背侧即为神经根。

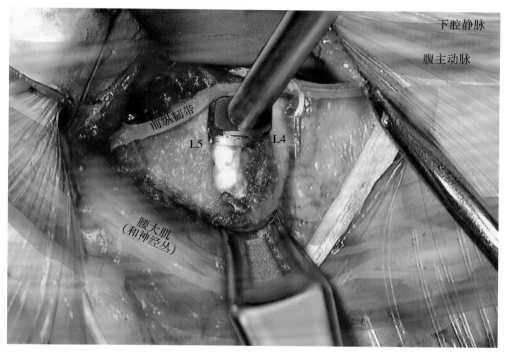

- 小心处理椎间隙，避免损伤骨性终板。
- 充分处理椎间隙，这一点非常重要。
  - 松解对侧的纤维环可充分暴露并有助于矫正冠状面畸形。

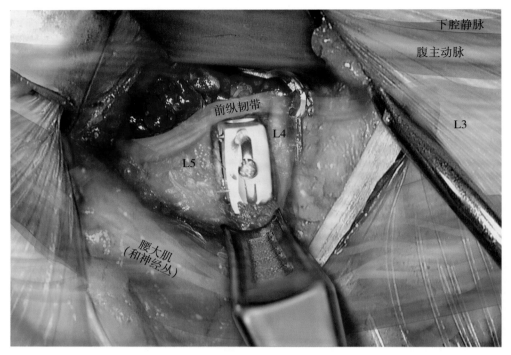

- 轻柔地置入椎间融合器。
  - 融合器应横跨整个椎体宽度，卡持于椎体的环状突起边缘。
    - 避免椎间融合器沉降。
- 正侧位透视辅助椎间融合器放置。

潜在风险

　　融合器型号选择不当或置入错误，椎间隙处理不充分或骨性终板损伤，均可导致融合器沉降或者移位。

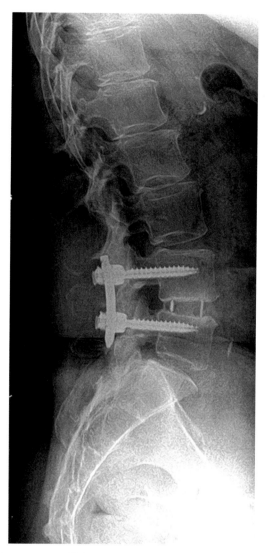

术后侧位片显示 L4–L5 极外侧椎间融合术后，同时行单侧钉棒固定。

围手术期并发症

- **内脏损伤：**
  - 由暴露和撑开过程中的操作而引起。
  - 表现为腹腔脏器穿孔、大静脉破裂、肾输尿管损伤、腰大肌或腹膜后血肿形成或横纹肌溶解。
  - 预防：
    - 在置入撑开器时，用手指仔细探查内部脏器并将后腹膜后及其内容物向前推开。
    - 任何术野内的结构都应该仔细辨认或推到撑开器之后。
- **神经损伤：**
  - 发生于腰大肌分断或腰骶丛及交感神经节直接损伤。
  - 表现为屈髋无力、大腿麻木、生殖股神经疼痛。
    - 9.40% 的病例出现短暂性神经功能障碍。
    - 2.46% 的病例出现永久性神经功能障碍。
  - 预防：
    - 应用神经电生理监护定位神经分布，如出现神经刺激需重新定位。
    - 多节段病例应间断放松神经和肌肉，避免牵拉伤。
- **融合器沉降 / 冠状位失衡：**
  - 处理椎间隙时破坏了骨性终板或使用了不合适型号的内置材料。
  - 预防：
    - 妥善处理椎间隙，避免破坏骨性终板。
    - 使用宽大的融合器，增加接触面积，避免融合器沉降。

■ 推荐阅读

[1] Grimm BD, Leas DP, Poletti SC, et al. Postoperative complications within the first year after extreme lateral interbody fusion: experience of the first 108 patients. Clin Spine Surg 2016;29(3):E151–E156

[2] Härtl R, Joeris A, McGuire RA. Comparison of the safety outcomes between two surgical approaches for anterior lumbar fusion surgery: anterior lumbar interbody fusion (ALIF) and extreme lateral interbody fusion (ELIF). Eur Spine J 2016;25(5):1484–1521

20 微创腰椎次全切除术

Minimally Invasive Lumbar Corpectomy

术前注意事项

　　微创腰椎次全切除术的入路与极外侧椎间融合术相似。但是，由于需要同时处理两个椎间盘，应注意需要在腰大肌前方做更广泛的分离，这增加了腰神经根麻痹的风险。腰大肌在上段腰椎（L1~L3）体积较小，所以更便于在腰大肌前方放置撑开器，安全地进行手术。在 L4 椎体水平以下，应充分告知患者术后有可能出现腰大肌或下腰神经功能障碍，但在大多数情况下，神经功能障碍可在术后 2~4 周内能得到恢复。

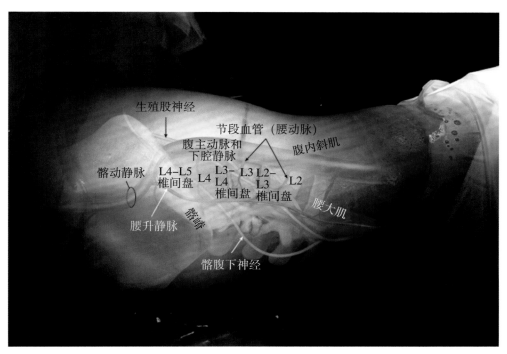

- 患者取标准侧卧位。

神经平面

　　此入路无神经平面。沿皮肤切口分离腹壁肌肉后不会发生失神经支配现象。

体表标志

- 第 12 肋。
- 耻骨联合。
- 腹直肌外侧缘。
  - 中线外侧 5 cm。

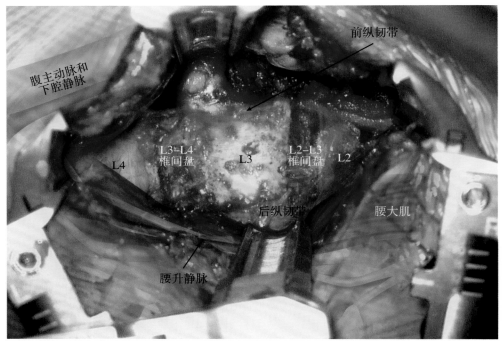

- 撑开器暴露出病变椎体，腰大肌向后方牵开。

潜在风险

　　腰骶丛或交感神经节的损伤可能出现在暴露椎体的过程，神经电生理监护和术中透视是十分必要的，在触及神经时随时调整通道。

潜在风险

　　暴露椎体时可能会发生节段动脉的损伤，迅速找到并结扎受损的动脉可以减少不必要的出血。

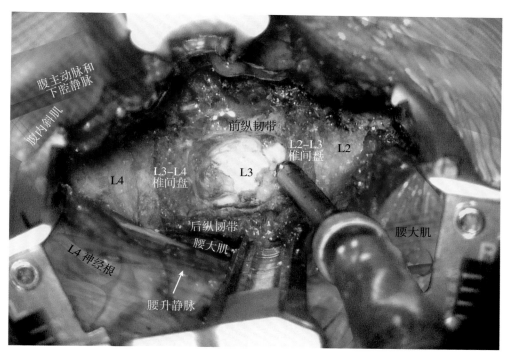

• 用高速磨钻磨除 L3 椎体。

潜在风险

　　内脏损伤：比如大血管损伤很可能发生在撑开器放置的过程中，撑开器的前缘必须小心放置，以保护大血管及腹部脏器。

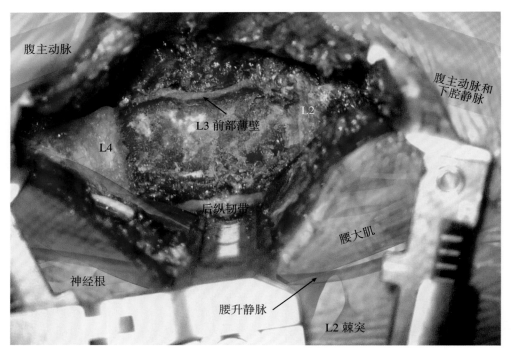

腹主动脉

L3 前部薄壁

L2

腹主动脉和
下腔静脉

L4

后纵韧带

腰大肌

神经根

腰升静脉

L2 棘突

- 椎体次全切除已完成。L2–L3 椎间盘和 L3–L4 椎间盘被切除，L3 椎体被大部切除，仅保留前部薄壁和完整的后纵韧带。

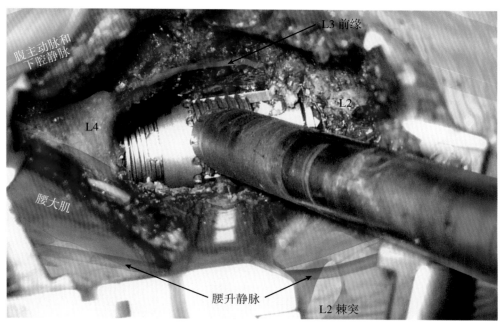

• 置入合适型号的可调节人工椎体，适度撑开，得到良好的压配。

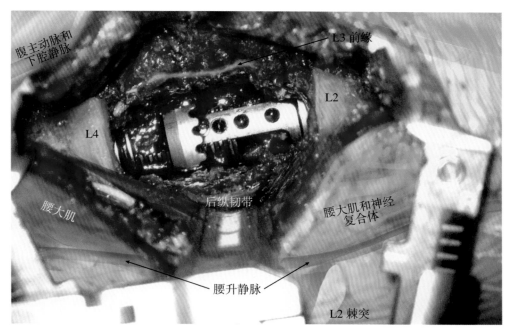

• 人工椎体撑开后的最终位置。椎体内及周围进行植骨。

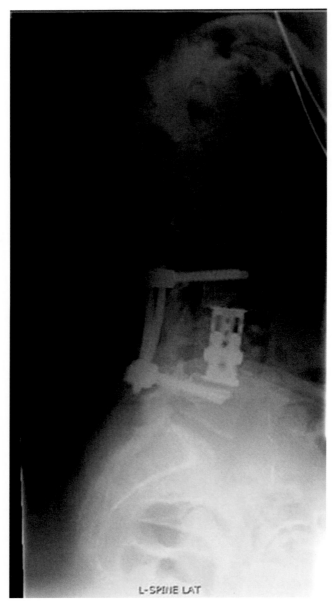

术后侧位片。显示 L4 椎体切除术后人工椎体的放置情况。同时进行双侧椎弓根螺钉固定。

围手术期并发症

- **内脏损伤：**
  - 由暴露和撑开过程中的操作引起。
  - 表现为腹腔脏器穿孔、大静脉破裂、肾输尿管损伤、腰大肌或腹膜后血肿形成或横纹肌溶解。
  - 预防：
    - ■ 小心放置撑开器的前缘以确保内脏结构不会受损。
- **节段动脉损伤：**
  - 发生在椎体暴露的过程中，通常在第 3 腰动脉穿腰大肌处。
  - 表现为出血。
  - 治疗：
    - ■ 通过结扎或栓塞止血（例如明胶海绵）。
- **神经损伤：**
  - 分离腰大肌可直接损伤腰骶丛或交感神经节。撑开器牵拉腰大肌也可造成一过性损伤症状。
  - 表现为：屈髋无力、大腿麻木、生殖股神经疼痛。
  - 治疗：
    - ■ 通常在 6 个月内自行恢复。
  - 预防：
    - ■ 应用神经电生理监护和多次透视定位神经分布，如出现神经刺激需重新定位。

■ 推荐阅读

[1] Adkins DE, Sandhu FA, Voyadzis JM. Minimally invasive lateral approach to the thoracolumbar junction for corpectomy. J Clin Neurosci 2013;20(9):1289–1294

[2] Baaj AA, Dakwar E, Le TV, et al. Complications of the mini-open anterolateral approach to the thoracolumbar spine. J Clin Neurosci 2012;19(9):1265–1267

21 前路腰椎椎体间融合术

Anterior Lumbar Interbody Fusion

■ 腰椎前路手术体位

- 下腰椎融合：
  - L4–L5。
  - L5–S1。

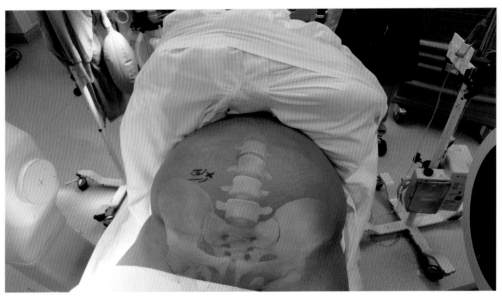

患者的手臂交叉放在胸前，以便C臂向头部移动时有足够空间。C臂的侧位像对于定位和内固定置入很重要。

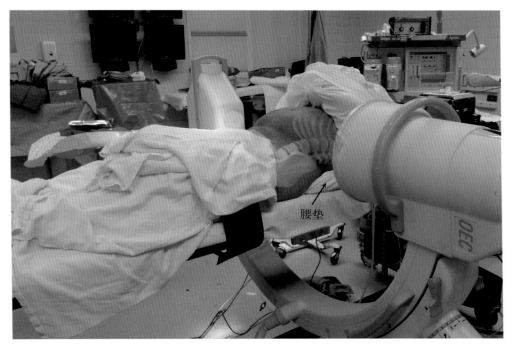

腰垫

此外，手术床应调整为头低脚高位，使得腹腔内容物从术野移开，在腰骶部垫一个腰垫以增加腰椎前凸的弧度。

体表标志

- 脐：
  - 对应于 L3-L4 椎间隙。
- 耻骨联合：
  - 耻骨结节位于耻骨联合上缘中线两侧。

术前注意事项

　　术前侧位片可明确手术节段，减少不必要的组织损伤和缩短手术时间。置入融合器再次透视侧位片，融合器理想位置应位于相邻椎体前缘数毫米内。切除椎间盘之前应咬除增生骨赘，以防遮挡正常解剖结构。切开纤维环后，Cobb 剥离子离断 Sharpey 纤维，即可将椎间盘整块移除，打磨增生硬化的终板至渗血，依次置入不同大小的试模，撑开椎间隙，选取最佳压配融合器。

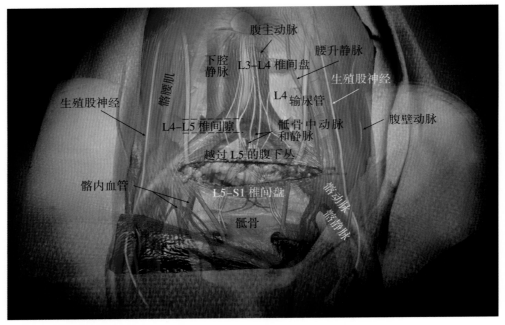

切皮之前透视侧位明确手术节段。在 L4–L5 椎间隙水平，应将腹部大血管向右侧牵开，为了更好的暴露，需要结扎腰升静脉。切开皮肤，显露腹直肌筋膜。筋膜切口可以是水平的（与皮肤切口一致），也可以是竖直的，取决于外科医生的习惯。

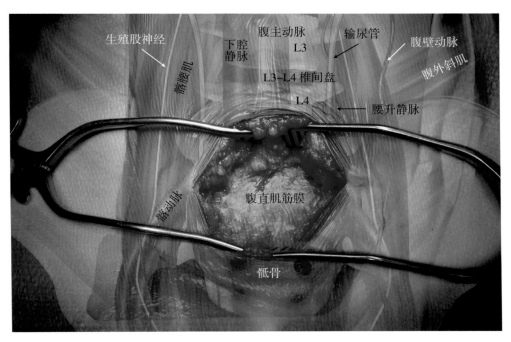

生殖股神经　　下腔静脉　　腹主动脉　L3　　输尿管　　腹壁动脉　腹外斜肌　髂腰肌　L3-L4椎间盘　L4　腰升静脉　髂动脉　腹直肌筋膜　骶骨

- 显露腹直肌筋膜。

神经平面

第 7~12 肋间神经分节段支配腹壁肌群，正中切口在神经界面内。

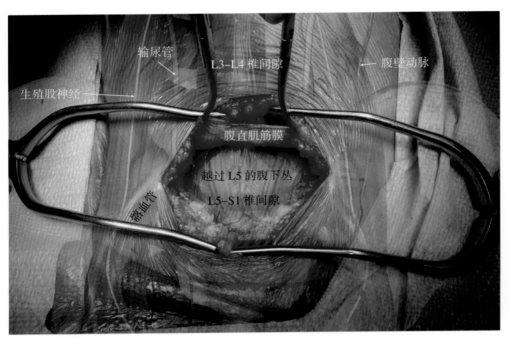

输尿管

L3-L4 椎间隙

腹壁动脉

生殖股神经

腹直肌筋膜

越过 L5 的腹下丛

L5-S1 椎间隙

髂血管

- 游离腹直肌。有外科医生认为游离腹直肌外侧缘会导致肌肉失神经支配，而另外一种观点认为经腹直肌正中切口，会增加切口疝的发生率。小心地切开腹直肌后鞘，显露腹膜。

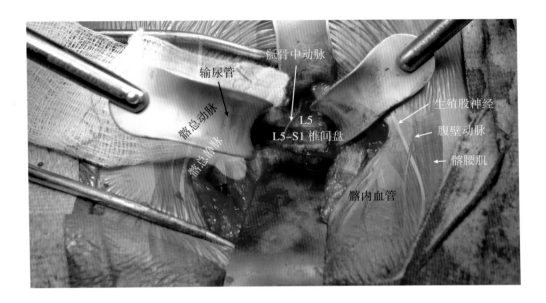

潜在风险

骶前丛神经损伤可能会导致逆行射精和阳痿。严禁使用单极电刀在骶前区域进行烧灼。

潜在风险

骶正中动脉损伤将导致出血，分离结扎该血管可有效预防。

潜在风险

分离过程中很容易损伤输尿管和大血管，应仔细辨认这些结构并将其牵开。

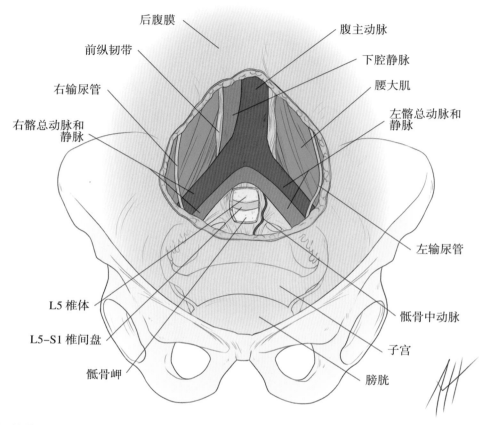

后腹膜

前纵韧带

右输尿管

右髂总动脉和
静脉

腹主动脉

下腔静脉

腰大肌

左髂总动脉和
静脉

左输尿管

L5 椎体

L5-S1 椎间盘

骶骨岬

骶骨中动脉

子宫

膀胱

冠状位图示：L5-S1 水平大血管、腰大肌、子宫及骶骨岬等结构毗邻关系。

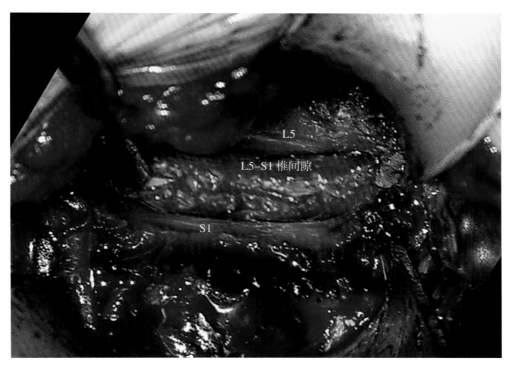

- 明确椎间隙，使用手术刀或电刀进行椎间盘切除。此过程类似于颈椎前路椎间盘切除椎间融合术处理终板的过程。

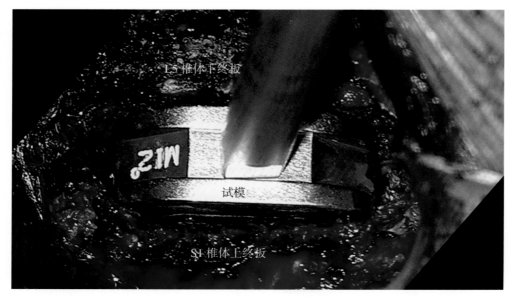

- 小心处理终板。破坏骨性终板将导致内植物沉降或移位。侧位透视确保内植物完全置入椎间隙，不超过椎体前缘。

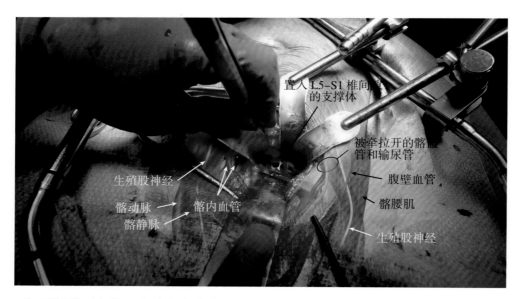

- 切开纤维环之前，应确定中线位置，确保植入物在前后位上的准确性。

潜在风险

　　显露欠佳或椎间隙处理不彻底导致的内植物位置不佳或尺寸不匹配，后期可能会出现终板骨折，内植物沉降或移位。

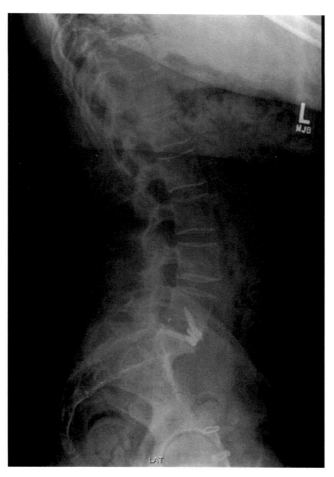

术后侧位显示前路 L5-S1 椎间盘切除、植骨融合术后融合器位置良好。

围手术期并发症

- 骶丛损伤：
  - L5~S1 水平骶前丛神经牵拉所致。
  - 表现为：
    - 逆行射精或阳痿。
  - 预防：
    - 切口长度应足够，使神经有充足的活动空间。
    - 避免用电刀在此区域烧灼。
- 大血管损伤：
  - 显露时的不当操作或过度牵拉导致。
  - 表现为大出血，甚至死亡。
  - 治疗：
    - 止血、吻合血管或者双线结扎。
    - 血管外科会诊。
  - 预防：
    - 结扎腰椎穿支血管有利于牵开大血管。
- 腹部并发症：
  - 肠梗阻：
    - 表现为腹胀不适，排便减少。
    - 治疗：
      - 患者禁食，静脉输液和胃肠减压。
      - 症状缓解后，合理使用导泻剂和清淡饮食。
  - 输尿管损伤：
    - 邻近椎间隙水平做深部组织分离时发生。
    - 清晰显露术野，适度牵开组织可预防。
  - 疝：
    - 筋膜层缝合不牢导致。
- 终板骨折、内植物沉降或移位：
  - 内植物位置不佳或尺寸不匹配所致。
  - 表现为椎体后缘骨折块侵入椎管、神经根管压迫和假关节形成。
  - 预防：
    - 术前完善影像学检查，有助于制订合适的手术策略。
    - 术中透视，明确中线位置。
    - 术中精确试模。

■ 推荐阅读

[1] Sasso RC, Kenneth Burkus J, LeHuec JC. Retrograde ejaculation after anterior lumbar interbody fusion: transperitoneal versus retroperitoneal exposure. Spine 2003;28(10):1023–1026, 2010, 35, E622

[2] Than KD, Wang AC, Rahman SU, et al. Complication avoidance and management in anterior lumbar interbody fusion. Neurosurg Focus 2011;31(4):E6

[3] Tiusanen H, Seitsalo S, Osterman K, et al. Retrograde ejaculation after anterior interbody lumbar fusion. Eur Spine J 1995;4(6):339–342